感染症のはなし

新興・再興感染症と闘う

中島 秀喜 著

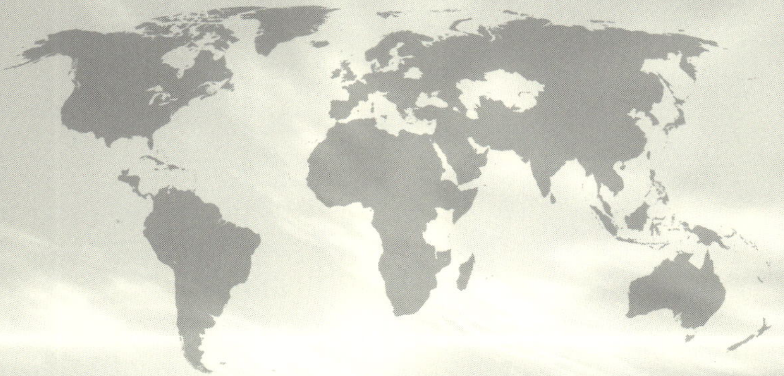

朝倉書店

はじめに

すべての出来事には原因があり，結果がある．人々が恐れる病気もそうである．栄養の過量摂取，喫煙，運動不足，ストレスが原因となって肥満や糖尿病，高血圧などの生活習慣病をおこすことになる．さらにこれらの要因が持続することで悪性新生物（がん），心疾患，脳血管疾患の原因となる割合が高い．しかし，食事量や食べ物の嗜好は個人により異なるし，運動も同じように身体を動かしているつもりでも消費カロリーには個人差がある．ましてストレスにいたっては，測定不能である．何気ない日常の人付き合いでもストレスを感じる人はいるし，複雑な現代社会では誰がどの程度の心労を背負いながら生きているのかなどははかりしれないのである．

しかし，病気の中でも感染症とよばれる疾患は，原因が比較的明確である．そして，その原因が何かを媒介してヒトの体内に侵入し，そこで増殖して，体内組織に傷害をおこした結果として感染症が成立する．原因と結果が結びつきやすいのである．この原因となるものを病原微生物とよび，これには赤痢菌，コレラ菌などの細菌，発疹チフス，ツツガムシ病などの原因となるリケッチア，最近若年者の患者が急増してきていることで話題になっている性器クラミジア感染症のクラミジア，そしてエイズやインフルエンザ，慢性肝炎から肝硬変，肝がんへと進行するとおそれられているB型肝炎ウイルスやC型肝炎ウイルス，性感染症でもあり子宮頸がんの原因ともなりうるヒトパピローマウイルスなどのウイルスが含まれる．

わが国でも戦後間もない頃までは，感染症といえば赤痢やコレラなどの細菌性消化管疾患など，急性の症状を示してとくに抵抗力の低下している小児や高齢者の死亡率が高い疾患が多くみられた．また，結核菌による肺結核や腎結核，脊髄カリエスなども，有効な治療法がなかったために多くの患者を死に至らしめていた．

1929年にアレクサンダー・フレミングによって青カビから世界初の抗生物質として発見されたペニシリンが，1942年にはベンジルペニシリン（ペニシリンG）として実用化され，第二次世界大戦中に多数の戦傷負傷兵を感染症から救った．その後，多くの抗生物質や化学合成による抗菌薬が開発され，かつて隆盛を誇って人々を恐怖に陥れていた細菌感染症は，地上から絶滅するのではないかとの期待を抱かせた時代もあった．

しかし，人々の期待は甘かった．ペニシリンが用いられるようになると，ペニシリンに対する耐性を獲得したペニシリン耐性菌が出現した．ペニシリン耐性菌はペニシリンが実用化された数年後には臨床現場から分離されたが，抗生物質の無秩序な濫用が引き金となって拡大し，1960年代にはペニシリン耐性菌の問題が顕現化して医療上の大きな問題になった．その後も，耐性菌が産生する抗菌薬分解酵素の作用を受けない新規の抗菌薬が開発されると，数年後にはその薬剤に対する耐性菌が出現するという，「いたちごっこ」が続いているのである．

これらの細菌性感染症に加えて，医療技術や保健衛生が発展し，高齢者人口が増えた現代にあっては，昔は医療の施しようがないままに死んでいった疾患も治療可能となり，長期延命患者がみられるようになった．化学療法や放射線治療を受けている悪性腫瘍患者，慢性腎不全の透析患者や腎臓移植を受けた者，白血病の骨髄移植，膠原病などで長期のステロイド投薬を受けている患者，重症糖尿病，長期のカテーテル挿入患者などがそうである．これらの患者は易感染性宿主（compromised host）とよばれ，常在微生物や環境に存在する弱毒微生物によっても感染症をおこすことがある．これを日和見（ひよりみ）感染症（opportunistic infection）とよぶ．先に，感染症は原因が比較的明確であると述べた．しかし，日和見感染症の場合，幾多の異なった病原体が同様な肺炎などの臓器炎症の原因になったり，1つの病原微生物が異なった症状をおこしたりすることがあり，また感染宿主の免疫力が低下しているために，治療が困難な場合が多い．このような日和見感染症の増加が，医療や経済が発達した現代の感染症の現状としてみられるようになってきた．

小説や映画，テレビドラマには感染症を題材としたストーリーがよく取り上げられる．最初は原因が分からず被害者に突然の発病や死亡がおきるが，ストーリーの展開の中で徐々に原因となる微生物や感染経路が明らかとなる．それも医学という科学的検証の裏付けがなされながら，原因が解明されていくストーリー展開は，まるで難解なパズルを解いていくようだ．とくに，つぎつぎと感染が拡大して大流行の兆しが見える致死性の感染症などは，恰好のドラマの素材である．さらに，これらの物語はフィクションとしての性質上，原因が究明され，治療法が判明して，主人公は疾患から回復するというようなハッピーエンドとなることが多い．しかし，実際はそう簡単なものではない．感染症の多くは発症時に病原微生物は宿主の体内でめいっぱい増殖している．だから組織傷害が起きて発病しているのである．その時点で，病原体をやっつけてしまうような魔法の薬を与えても，傷害を受けてしまった組織が急激に回復するようなことはないのである．エボラ出血熱を取り上げた映画である『アウトブレイク』や，劇画『ゴルゴ13』の主人公が，エボラウイルスに感染して瀕死の状況に陥った時に，ウイルス抗体を注射して回復するというようなことは現実には期待できない．もちろん，早期発見，早期治療によって病気が悪化する前に治癒する可能性はある．そのために，多くの感染症診断薬や治療法の研究開発がされている．数年前までは発病したら治療法がないと恐れられていたエイズも，今ではコントロール可能な慢性感染症の一つであると考えられるようになってきた．

しかし，感染症はなくなったわけではない．それどころか，以前は知られていなかった疾患が現れ，また患者数が減少していたと考えられていた感染症が再び猛威をふるってくるおそれもある．細菌やウイルスとも違う，異常プリオンタンパク質による感染症と考えられている異型クロイツフェルト・ヤコブ病のように，今までまったく知られていなかった感染様式をとる疾患もみつかってきた．今後も，新しい病原体による感染症がみつかる可能性は大きい．さらに，バイオテロリズムという人為的な犯罪行為により，予想もしなかった感染症が勃発する可能性もある．そのような状況がおきた場合の防衛策は，人々が正しい知識をもって感染症を理解することで，どのような行動をとることが感染の拡大を阻止することになるかを，正確に判断して実行することが重要である．本書を読んでもらうことで，現代の我々がどのような感染症に罹患するおそれがあるかを理解して，自分自身および周囲や次世代の人々を，その感染のおそれから防ぐために，今何をすべきかを感じ取っていただきたい．

2012年6月

中島秀喜

CONTENTS

感染症のはなし

新興・再興感染症と闘う

第1章 新興・再興感染症とは何か

新興・再興感染症とは

2011年10月31日に世界の人口は70億人を超えた（**図1**）．国連人口基金（UNFPA）は，歴史的な瞬間であるとして，健康で持続可能な世界の実現を関係者によびかけた．今後さらなる，高齢化社会や貧困問題などへの取り組みが地球規模の課題である．産業革命がおきた18世紀末には10億人しかなかった人口が急増し始めたのは，第二次世界大戦後の1950年代である．発展途上国で多産傾向が変わらないまま保健医療が改善されて，より良い医療と改良された農業によって高い平均余命がもたらされ，世界人口の爆発的増加がおきた．1959年に世界人口が30億を突破し，15年後には40億突破．さらに13年後の1987年に50億となり，以後12年間隔で10億人ずつの増加を続けている．近年は多くの国で出生率が低下し，人口増加ペースは落ちているものの，一方で最貧国では，貧困が高い死亡率を招き，それを補おうと多産傾向が続くことで食糧や社会資本が不足する悪循環が生じている．加えて，人々を襲う疾病形態

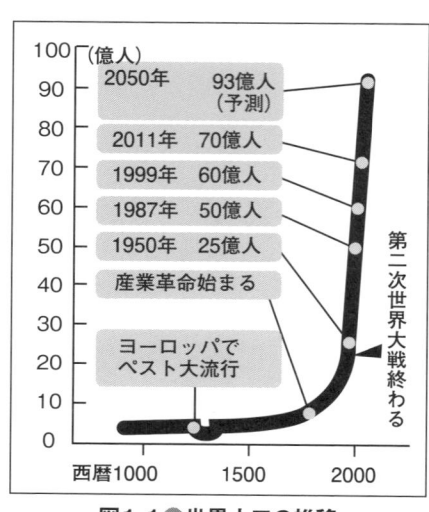

図1-1●世界人口の推移

にも変化がみられ，以前は知られていなかった感染症への警告がなされるようになってきた．そして，その感染症の恐怖はグローバル化が進むことで，先進諸国にも襲いかかってきているのである．

WHO（世界保健機構）によると，新興感染症の定義は「かつては知られていなかった，この20年間に新しく認識された感染症で，局地的にあるいは，国際的に公衆衛生上の問題となる感染症」と定義されている．再興感染症の定義は「既知の感染症で，すでに公衆衛生上の問題とならない程度までに患者が減少していた感染症のうち，この20年間に再び流行しはじめ，患者数が増加したもの」となっている．かつて脅威であったものが，いったんはほとんど制圧されたものの，最近再び勢いを盛り返して流行し始めた感染症のことである．このような新興・再興感染症が問題とされてきたのは，1990年代からであり，その時点で新たに出現した感染症は30種類以上が知られていた．その後も，次々に新しい感染症，すなわち新型コロナウイルスによるSARS（サーズ），新型インフルエンザ，多剤耐性菌などが問題となってきている．ここでは，1970年代以降に新しく発見された，または再び問題となった感染症を「新興・再興感染症」として取り扱う．これらの感染症のうちの8割がわが国においても発見されている．

新興感染症の病原体は，ウイルス，細菌，スピロヘータ，寄生虫とさまざまであるが，とくにウイルスが原因となる疾患として，ウイルス性出血熱，B型・C型・E型肝炎，エイズ，成人T細胞白血病などが上げられる．再興感染症の病原体も同様に，さまざまであるが，とくに問題となる疾患としては結核，コレラ，マラリア，髄膜炎菌性髄膜炎などがあり，性感染症（STD）である性器ヘルペス，性器クラミジア，淋菌感染症および梅毒も注意が必要な疾患であろう．

新興または再興感染症が発生してきている背景

小学生の頃にリヴィングストン（David Livingstone）の伝記を読んだ．19世紀中頃の，医師であり宣教師であり，そして冒険家である．彼は3度にわたりアフリカ大陸を探検し，天体観測による測量を行ってアフリカの地図を作り，ヨーロッパとアフリカとの交易のルートがそこから生まれた．そして，中央アフリカへのルートが開拓されたことで，その地域の奴隷狩りが頻繁に行われるようになった．その後，ヨーロッパ列強がアフリカ政治へ介入する口実となり，植民地化など列強のアフリカ進出がすすむことになる．リヴィングストンが探検するまでは，アフリカは「暗黒大陸」とよばれており，一部を除きヨーロッパにはほとんど知られておらず，古代ローマ期にアレクサンドリアの地理学者プトレマイオスから得た知識からほとんど進展がなかったという．その暗黒大陸に足を踏み入れ数々の困難に対峙していく探検家の話に心ときめいたことを思い出す．アフリカとヨーロッパの医学との繋がりというと，20世紀初頭にアフリカで医療活動を行ったシュバイツアー（Louis Schweitzer）のことを思い浮かべる人もいるだろう．しかし，彼の人道的な活動を知ることはあっても，当時の未開の地域の疾病状況を知る情報はほとんどなかった．アフリカの実情がわかってくるのは，第二次世界大戦後に脱植民地化され，一般人もビジネスや観光としてアフリカを訪れ，奴隷としてではなくアフリカ先住民がアメリカやヨーロッパとの交流ができるようになってからである．このことは，南アメリカ大陸でも同じである．

1970年以降，新しく発見された新興感染症や，近年再び発生数が増えて注目されるようになった再興感染症が，なぜ発生してきたのかを考えた場合，次のような理由が浮かんでくる．

■ 医療技術，検査技術の発展に関する事項

（1）検査技術が向上（電子顕微鏡，遺伝子検査の発達など）したため，それまで確認できなかったような微生物の存在が知られるようになった．
（例えば，C型肝炎ウイルス，プリオンなど）

（2）病原微生物の継続的な進化，変異による性状の変化（薬剤に対する耐性獲得や，生命周期が短いため遺伝的変化の確率が高い）
（例えば，MRSA，多剤薬剤耐性菌，新型インフルエンザなど）

■ 食生活の変化に関する事項

（3）新しい生活習慣（食生活の変化や大量に流通した食物の摂取など）
（例えば，生肉摂食による大腸菌O157，シカなどの野生獣摂食によるE型肝炎など）

■ 社会生活，行動に関する事項

(4)行動様式の変化(航空機による移動，病原体浸淫地帯への旅行など)

(例えば，SARSやインフルエンザ(H1N)2009の大流行など)

(5)葬儀や埋葬などの生活習慣

(例えば，エボラ出血熱発生地での葬儀・埋葬習慣など)

(6)人口統計学的変化(人の集団の大きさ，密度，妊孕(にんよう)力，死亡率，年齢分布，移住，生命表，難民の流出など)

■ 医療知識，専門知識の低下に関する事項

(7)専門技術/知識の低下(結核に対する経験，知識のない医師の増加など)

(8)不適切な抗生物質の使用(MRSA，多剤薬剤耐性菌など)

(9)公衆衛生道徳の低下(手洗い習慣の不履行，不特定多数との性交渉など)

■ 地球環境の変化に関する事項

(10)エコロジー(生物同士，あるいは生物と環境との複雑な相互関係)の変化

(森林伐採による洪水の頻発，ベクター(媒介)生物の生態系の変化など)

(例えば，南米出血熱，リフトバレー熱など)

(11)気候の周期的変化(エルニーニョ現象やCO_2排出量過多による地球温暖化)

(例えば，ハンタウイルス肺症候群，ウエストナイル熱の流行地拡大など)

ここにあげた理由のうち，微生物側の因子は(2)のみであり，他は人間側，あるいは環境の変化である．したがって微生物が突然出現してきているというより，我々の行動が感染症の脅威を再び顕わにする素地をつくってきたといえる．

これに加えて，医療現場における抗菌薬，抗ウイルス薬などの濫用(使用しなければならないという強迫感，清潔の概念の混乱，抗菌スペクトルの広域なものほど多用される傾向など)による薬剤耐性菌の出現，院内感染の発生もある．社会全体における，国際化，ボーダーレス化(海外旅行者，在日外国人の増加)による輸入感染症や日常あまり遭遇しなかった疾患の増加も問題となる．食生活の変化(外食産業や大量に流通した食品の摂取，輸入食品の増加)による集団食中毒の危険性や，人的または自然災害による衛生環境の低下の危険性，それに伴う水や飲み物の安全性に対する過信なども感染症の形態に変化をもたらす一因であろう．そして，近年まだまだ増加傾向にあるHIV感染者/エイズ

患者が，従来とは異なる感染症の問題を顕在化してくることが予想される.

さらに，こうした病気が近年になって知られるようになった理由には，医学の発展のみならず，情報を感知するネットワークの存在が関係する．とくに，航空機を利用した交通移動の迅速さと，地球の裏側の情報もただちに世界中に発信・受信可能なインターネットの普及が，新興・再興感染症の発生を知りうる一因になったのである．このことについては，次項の「インターネットと1995年のエボラ出血熱」で詳しく述べる.

表1-1●1970年代以降に出現したおもな新興感染症

年	病原微生物	種類	疾病
●1973	ロタウイルス	ウイルス	小児の下痢
●1977	エボラウイルス	ウイルス	エボラ出血熱
●1977	*Legionella pneumophila*	細菌	レジオネラ症（在郷軍人病）
●1977	ハンタウイルス	ウイルス	腎症候性出血熱
●1980	HTLV-1	ウイルス	成人T細胞白血病
●1982	病原性大腸菌O157：H7	細菌	出血性大腸炎，溶血性尿毒症症候群
●1983	HIV	ウイルス	エイズ
●1983	*Helicobacter pylori*	細菌	胃潰瘍
●1988	E型肝炎ウイルス	ウイルス	E型肝炎
●1989	C型肝炎ウイルス	ウイルス	C型肝炎
●1992	*Vibrio cholerae* O139	細菌	コレラ
●1993	ハンタウイルス	ウイルス	ハンタウイルス肺症候群
●1996	牛海綿状脳症プリオン	プリオン（タンパク質）	異型クロイツフェルト・ヤコブ病
●1997	トリ型インフルエンザウイルス	ウイルス [A型H5N1]	インフルエンザ
●1998	ニパウイルス	ウイルス	脳炎
●2002	SARSコロナウイルス	ウイルス	肺炎（SARS）
●2009	新型インフルエンザAウイルス※	ウイルス インフルエンザ (H1N1)2009	インフルエンザ

※当初豚インフルエンザとよばれた

エボラ出血熱(Ebola hemorrhagic fever)

1)インターネットと1995年のエボラ出血熱

現在の我々の生活においてインターネットのない生活は考えられない．多くの人々，とりわけ10代後半から40歳代の年齢層にあっては，新聞やテレビなどのマスコミ媒体から入手する情報より，ネットを通じて得られる情報量の方が格段に大きいであろう．時として，ネットから得られた情報により人々が集結し，独裁政治下にあったエジプトやリビアで政権が覆るということもおきている．しかし，インターネットによって，世界の裏側でおきていることが，瞬時に世界中に知れわたるというようなことは，1990年代に入ってからであり，わずか20年間くらいのことである．もともと，アメリカ合衆国が宇宙に関する研究開発や国防目的のために国防省傘下に高等研究計画局(Advanced Research Projects Agency：ARPA)を設置したのが1957年，アイゼンハワー大統領の時であった．その後，多くのネットワーク実験を重ね，1983年には，全米科学財団(National Science Foundation：NSF)に対して，研究者が使いやすいより優れたネットワークを作るように要請した結果，大学や民間の研究者用のネットワークNSFNETが接続を開始した．しかし，まだこの時点では政府機関や一部の大学，研究所で使用されるものでしかなかった．

インターネットが大きく飛躍するのは1990年以降のことである．1995年にはNSFNETは民間に委託され，インターネット上にある情報を閲覧するためのプログラムであるNCSA MosaicやInternet Explorer(WWWブラウザ)が繁用されるようになった．同年，Windows95が登場し，インターネット利用者が爆発的に増加するきっかけとなった．

この1995年という年は日本にとって大きな事件が続いた年であった．まず，1月17日に阪神大震災が発生し，安否確認のためにインターネットが利用されることもあった．同年3月20日には，オウム真理教による地下鉄サリン事件が発生し，この事件も従来のマスメディアだけではなく，ネットを利用している人々は瞬時に情報を得ることができた．そのような中，コンゴ民主共和国(ザイール)中央部のバンドゥンドゥ州キクウィトの総合病院を中心として，エボラ出血熱の大規模な流行が発生した．この事件も，インターネットを通じて毎日のように情報が飛び交い，多くの人々（とくに大学や研究所勤務で，この当時からネットにアクセスできる環境にあった人達）がエボラ出血熱という病気の存在を知ることになった．エボラ出血熱をモデルにした映画『アウトブレイク』が公開されたのも1995年である．1989年にアメリカ合衆国の首都ワシントンD.C.近郊の町，レストンのサル検疫所でエボラウイルスに感染したサルが発見され，合衆国陸軍を中心に駆除が行われた．この時のエボラウイルス（レストン株）はサル検疫所で働く労働者全員が感染したにもかかわらず，幸いにもヒトでの発症はみられなかった．このことをドキュメンタリー小説として発表したのが，Richard Preston著の『ホット・ゾーン　恐怖！致死性ウイルスを追え！』である．この小説は発売当時からベストセラーとなり，致死的な感染症であり致死率90％以上といわれるエボラウイルスを扱ったスリラーサスペンスとして多くの読者の興味を誘った．映画『アウトブレイク』は，この事件をモデルにしたフィクションであるが，この映画が公開された年に，実際にアフリカでエボラ出血熱のアウトブレイクが発生し，ネットを通じてその事件が世界中に発信されたことは，この映画の興行が成功したことと関係があるであろう．また，日本の劇画漫画である『ゴルゴ13／病原体・レベル4（第114巻・リイド社，1995年）』で，主人公のゴルゴ13が，密輸されたサルからエボラウイルスに感染したというストーリーがある．瀕死の状態のゴルゴ13は，エボラウイルスの感染が拡がったサルの檻の中で平気でいるサルを見つけ，このサルを宿主と考えて捕まえて血液を採取した．そして，ゴルゴ13を追っていた敵の横転した車のタイヤにチェーンを巻きつけてタイヤを空回りさせた簡便な遠心分離機で，サルの血清中からウイルス中和抗体を取り出して，これを注射して治癒する．映画『アウトブレイク』でも密輸されたサルが宿主であり，これから血清を分離して治療に使うというくだりは同様である．しかし，多くのエボラ発症例が示すように，エボラウイルスに感染したサルは発症するので，自然宿主とは考えられない．また，発症して瀕死の状態に陥った患者が，抗体製剤で回復するとも思えない．

物語は物語として楽しむとして，インターネットの発達とともに地球の裏側でおきている事件を瞬時に知ることができるようになり，時を同じくしてエボラ出血熱を題材とした小説や映画，漫画などが発表されていることに興味をいだく．人々は映画を観たり，小説を読んだ後にネットを通じて実際にアフリカでおきている事件に触れることになり，映画や小説のシーンを現実としてとらえることができた．アフリカ以外の国には未だ存在していないエボラ出血熱という感染症を，一般人が危機感を持って考えることになったのには，インターネットの役割が関係しているであろう．

2）エボラ出血熱の発見と発生事例

そもそもエボラ出血熱とは中央アフリカで発見された風土病である．1976年 6月，スーダン南部のヌザラという町で，綿工場の倉庫番の男性が発熱，頭痛，胸部痛を訴えて入院し，数日後に鼻口腔および消化管より出血して死亡した．エボラ出血熱の名前の由来は，初めてウイルスが分離された患者の出身地にあるエボラ川からとられている．以来，1976年のザイール（現コンゴ民主共和国），1979年のスーダンに流行がみられ，それまでに453名の死亡が確認されている．1976年のヤンブクでのエボラ出血熱発生時，悪夢のような病禍と闘いつつ命を落としていく医師，看護師の壮絶な闘いを描いたドキュメンタリー小説が，当時ザイールの首都キンシャサで医師として働いていた，William T. Closeが書いた「A Documentary Novel of Its First Explosion」（日本語版「エボラ—殺人ウイルスが初めて人類を襲った日」羽生真（訳）文藝春秋）である．このザイールでのエボラ出血熱は収束するものの，その後も，数年ごとに患者発生がみられている．1994年に西アフリカのコートジボアール共和国の森林地帯 Tai Forestに棲むチンパンジーの死体解剖からエボラ出血熱ウイルス（コートジボアール株）が発見された．また，この時に死体解剖を行った科学者が1週間後に発症（約2ヵ月後に回復）した事例が報告されている．1995年には，ザイールで流行し，315名の患者と244名の死者が報告された．この時は，インターネットの普及が情報伝達に役立ち，世界的にエボラ出血熱に関心がもたれたことは，前項に記載した通りである．その後，ガボンにおいても1996年2月から1997年1月まで発生があり，60名の患者と45名の死者が報告されている．そして2000年の10月にもウガンダで流行し，WHO を主体に全世界から23のチーム，104名の人材が派遣され（日本人専門家5名が参加），国際的な対策チームが組織されて対応した．

その後，2001年から2002年にはガボンとコンゴ共和国の国境地帯で発生し，2002年4 月までにガボンで65 例（死亡者数53 名），コンゴで57 名（死亡者数43名）の流行があった．

2002年以後も，コンゴ共和国，その東隣国のコンゴ民主共和国（旧，ザイール）で100～200人規模の感染が発生している．2007年には，ウガンダの西方地域のブンディブージョで，131名の患者が発生し，42名が死亡したが，このときに新しいウイルス株としてエボラ-ブンディブージョ株が分離された．

2008年にフィリピンで，豚からエボラ-レストン株が検出され，農場で働いていた6人が感染したが，発症しなかったという事例が報告されている．

さらに，2008年12月から翌年にかけて，コンゴ民主共和国で32名の患者発生や，2011年にウガンダでの単発の発症例が報告されている．

3）原因微生物

エボラ出血熱の原因は，RNA型ウイルスであるフィロウイルス科に属するエボラウイルスによる．エボラウイルスには，スーダン株，ザイール株，レストン株，コートジボワール株の4種類が知られていたが，2007年には新しくブンディブージョ株が加わった．このうち，レストン株はヒトに対する病原性はないとされている．ヒトに病原性があるものは，1976年6月に発生した患者から分離されたスーダン株と1976年にザイールでの流行で分離されたザイール株，およびブンディブージョ株であるが，発症後の致死率は，ザイール株は70～90％，スーダン株は約50％，ブンディブージョ株は約30％と，どのウイルス株に感染したかによって死亡率に違いがみられる．

4）臨床症状・治療・予防法

エボラ出血熱の症状の始まりは普通の感冒と同じで，発熱，悪寒，筋肉痛，食欲不振などを示す．潜伏期は最短3日，最長でも3週間（通常7日程度）で発病し，病状の進行に伴い，口腔，歯肉，結膜，鼻腔，皮膚，消化管など全身に出血傾向がみられる．骨と骨格筋以外のすべての体細胞に感染し，感染力は強く，一滴の血液の中に数個でもエボラウイルスがいたら感染して発病するといわれている．ヒトからヒトへの感染は，患者の血液，分泌物，排泄物などに直接触れた際に，皮膚の傷口からウイルスが侵入することにより感染がおきる．性的接触によっても感染が成立するが，飛沫による感染の可能性は低いとされている．感染成立後のエボラウイルスの増殖能力は非常に強く，そのために感

表1-2●エボラ出血熱の発生

	国	地域	エボラウイルス型	患者数	死亡者数	致死率	備考
1976年	スーダン	南方地域（ヌボラ，マリティ）	Ebola-Sudan	284	151	53	
1976年	ザイール	北方地域（ヤンブク）	Ebola-Zaire	318	280	88	
1976年	イギリス		Ebola-Sudan	1	0	0	実験室内での汚染注射刺し事故
1977年	ザイール	北方地域（タンダラ）	Ebola-Zaire	1	1	100	
1979年	スーダン		Ebola-Sudan	34	22	65	1976年スーダンでの発症の再発
1989年～1990年	アメリカ合衆国		Ebola-Reston	7	0	0	フィリピンから輸入されたアカゲザルの持ち込み 抗体検査でサルからヒトへの感染が確認されたが，無症状
1994年	ガボン	マココウ	Ebola-Zaire	52	31	60	
1994年	コートジボアール	西地域（タイ）	Ebola-Ivory Coast	1	0	0	チンパンジーからの感染
1995年	ザイール	中央地域（オゴウエ）	Ebola-Zaire	315	250	81	
1996年（1～4月）	ガボン	マイボウト	Ebola-Zaire	37	21	57	チンパンジーからの感染
1996年～1997年	ガボン	北方地域（オゴウエ）	Ebola-Zaire	60	45	74	チンパンジーからの感染
1996年	南アフリカ	ヨハネスバーグ	Ebola-Zaire	2	1	50	ガボンの患者から感染
2000年～2001年	ウガンダ	北方地域（グル，マシンディなど）	Ebola-Sudan	425	224	53	
2001年～2002年（10～3月）	ガボン	東方地域（メカンボほか）ガボンとコンゴ共和国の国境地帯	Ebola-Zaire	65	53	82	国境を越えてコンゴ共和国へも感染拡大
2001年～2002年（10～4月）	コンゴ共和国	ガボンとコンゴ共和国の国境地帯	Ebola-Zaire	57	43	75	ガボンの患者から感染
2002年～2003年（12～4月）	コンゴ共和国	コンゴ共和国のKella, Wccmo地区の森林で多数の動物，霊長類（ゴリラやチンパンジー）や森林カモシカが死亡しているのが報告された	Ebola-Zaire	143	129	89	ゴリラやチンパンジーの死はエボラウイルスによると確認
2003年（11～12月）	コンゴ共和国	Wccmo地区	Ebola-Zaire	35	29	83	
2004年	スーダン	南方地域（ヤンビオ）	Ebola-Sudan	17	7	41	
2007年	コンゴ共和国	Kasai Occidental Prowince	Ebola-Zaire	264	187	71	
2007年～2008年（12～1月）	ウガンダ	西方地域（Bundibugyo District）	Ebola-Bundibugyo	131	42	32	エボラ-ブンディブージョ株による最初の感染
2008年	フィリピン		Ebola-Reston	6	0	0	エボラ-レストン株が豚から検出された．豚農場で働いていた6人が感染したが無症状であった
2008年～2009年（12～2月）	コンゴ民主共和国	Kasai Occidental Prowince	Ebola-Zaire	32	15	47	
2011年	ウガンダ	Lurdbugyo District	Ebola-Sudan	1	1	100	

この他にも実験室内でのウイルス取扱い中に感染がおきたり，発症がみられなかった例などの報告があるが，表には含めていない．

染細胞を破壊して，細胞の壊死を防ぐための機能である細胞性免疫の能力がおいつかずに，タンパク分解酵素をはじめとする組織に傷害をもたらす多くの酵素類が逸脱してしまう．これらの酵素は組織間や細胞間の接着作用を有する細胞外基質(コラーゲンなど)に作用するため，皮膚や各種の臓器が破壊されることになる．血管も脆弱化し，体のあらゆるところから出血する．生体では出血に対して凝固活性が高まるが，肝臓で作られる凝固因子も肝臓障害に伴って減少しており，凝固因子は枯渇してくる．さらに，ウイルス感染によるサイトカインの異常分泌なども加わり，エボラウイルスの感染者は炸裂(crashed)，放血(bled out)といった末路をたどることとなる．有効な抗ウイルス薬はなく，対症療法のみである．

エボラウイルスの検体を扱う場合，バイオセーフティレベル4の封じ込めができる実験設備が必要であり，WHOが規定した実験室生物安全指針に基づいて取り扱われることとなる．

5）日本国内での取り扱い

感染症法におけるエボラ出血熱の取り扱いは，1類感染症に定められており，診断した医師はただちに最寄りの保健所に届け出る．疑似症患者，患者，無症状病原体保有者のいずれであっても届け出は必要である．

6）エボラウイルスの宿主

エボラ出血熱とコウモリが関係しているのではないか，という論文が英科学誌Nature(Fruit bats as reservoirs of Ebola virus；Nature 438, 575-576, 2005)に掲載された．論文ではアウトブレイクが発生した地域で採集した脊椎動物の血清と臓器細胞の遺伝子配列をPCRで分析して関連を調査した．PCR結果からfruit bat(オオコウモリ)がエボラウイルスに感染していたことを意味する遺伝子の特有な配列が見つかったという．コウモリが中央アフリカで食用にされていることがエボラ出血熱発生原因の可能性のひとつと考えられている．しかし，現時点でコウモリがエボラウイルスの宿主であると公式に認められているわけではなく，今後の探索が続けられる必要がある．

マールブルグ病(Marburg fever)

1)マールブルグ病の発見と発生事例

2008年7月，厚生労働省のホームページに「マールブルグ熱に関する海外渡航者への注意喚起について」という情報が載った．これは，ウガンダを旅行し，洞窟でコウモリと接触したとされるオランダ人女性1人が帰国後にマールブルク熱を発症した事例を踏まえ，ウガンダを含む過去のアフリカ発生地域(ジンバブエ，ケニア，コンゴ民主共和国，アンゴラ)へ渡航する旅行者に，コウモリがいる洞窟に立ち入ることは避けるように注意を促したものである(WHO：http://www.who.int/csr/don/2008_07_10/en/index.html：ウガンダからオランダへのマールブルグ出血熱輸入例；2008年7月10日)．

マールブルグ熱またはマールブルグ病とよばれる疾患は，1967年8月に西ドイツ(当時)の大学町であるマールブルグとフランクフルト，およびユーゴスラビアのベオグラードで，ポリオワクチン製造および実験用としてウガンダから輸入されたアフリカミドリザルの解剖を行ったり，腎臓や血液に接触した研究職員など25名が，突然の熱性疾患を患い，7名が死亡したことから発見された感染症である．このとき死亡した患者に接触した医療関係者など6名に二次感染が見られたが，死者はなかった．ウイルス性出血熱のひとつであり，別名ミドリザル出血熱(vervet monkey hemorrhagic fever)ともよばれる．その後，アフリカのケニア，ジンバブエ，ザイールなどで発生している．また，発生にサルが関与したのは1967年の事例のみで，以後のアフリカでの発生ではサルとの接触はまったく知られていない．

2)原因微生物

マールブルグウイルスは，エボラウイルスと同様にフィロウイルス科のRNA型ウイルスである．エボラウイルスと抗原性は異なり交差しないが，電子顕微鏡上の形態は酷似している．エンベロープを有するひも状または桿状の形態で，平均の長径が790nm，短径は80～90nmである．ウイルスはVero 細胞，BHK 細胞などに感染して細胞変性効果を示す．実験的にはアカゲザル，ミドリザル，モルモット，ハムスター，マウスなどで100%感染をおこし，致命的である．自然界におけるこのウイルスの宿主はエボラウイルスと同様に不明であり，どのようにしてヒトにウイルスが伝播されるかも不明なままである．しかし，下記に述べるように2007年に，オオコオモリが媒介する可能性が考えられている．ヒトからヒトへの感染は，感染者や患者の血液，体液，分泌物，排泄物などの汚染物との濃厚接触による．手袋などの防護策で感染は防げるとされ，医療の場での空気感染はないといわれている．

3）臨床症状・治療・予防法

潜伏期間は3～10日である．症状はエボラ出血熱に似ており，発症は突発的である．発熱，頭痛，筋肉痛，背部痛，皮膚粘膜発疹，咽頭痛が初期症状としてみられる．激しい嘔吐を繰り返し，1～2日して水様性下痢がみられる．診断上皮疹は重要で，発症後5～7日で躯幹，臀部，上肢外側等に境界明瞭な帽針大の暗赤色丘疹が毛根周辺に現れる．重症化すると，散在性に暗赤色紅斑が顔面，躯幹，四肢にみられる．エボラ出血熱と同様に内出血，高熱，昏睡，腎不全などの症状を引きおこし，通常は発症から1週間でショック死に至る．有効なワクチンや治療薬は存在しない．

4）日本国内での取り扱い

感染症法におけるマールブルグ病の取り扱いは，エボラ出血熱と同様に，1類感染症に定められており，診断した医師はただちに最寄りの保健所に届け出る．疑似症患者，患者，無症状病原体保有者のいずれであっても届け出は必要である．

5）マールブルグウイルスの宿主

マールブルグ病の原因ウイルスについて，アフリカに棲息するオオコウモリが感染の媒介となっていることをガボンとアメリカ合衆国の研究チームが突き止め，2007年8月22日付科学ジャーナル「PLoS ONE」（電子版）に発表した．研究チームは，ガボンとコンゴ共和国で2005年と2006年に採集したルーセットオオコウモリ（*Rousettus aegyptiacus*）283匹のうち4匹から，マールブルグ病のウイルスRNAを発見した．さらに，これとは別に同じ種のコウモリ29匹の血清学的検査を行ったところ，同ウイルスの抗体の痕跡が見つかり，陽性と確認された．霊長類以外で自然感染による陽性反応が出たのは，これが初めてであるという．ルーセットオオコウモリは，サハラ砂漠以南のアフリカ全域に棲息する果実食のコウモリである．調べた他の種類のコウモリ(10種類，1100匹)からはマールブルグ病ウイルスRNAも抗体も検出されなかった．近縁のエボラウイルスが，ガボンとコンゴ共和国のオオコウモリから発見されていることや，夜行性のコウモリが群生するコンゴ民主共和国の金鉱でマールブルグ病が発生していることから，コウモリが自然宿主ではないかと推測されているが，確証は得られていない．マールブルグ病はアンゴラで2004年10月から2005年7月にかけて大流行し，公式統計によれば感染者374人のうち329人が死亡している．また，WHOによると，ウガンダの鉱山でも感染が報告され，検査のためにコウモリが捕獲されたという．

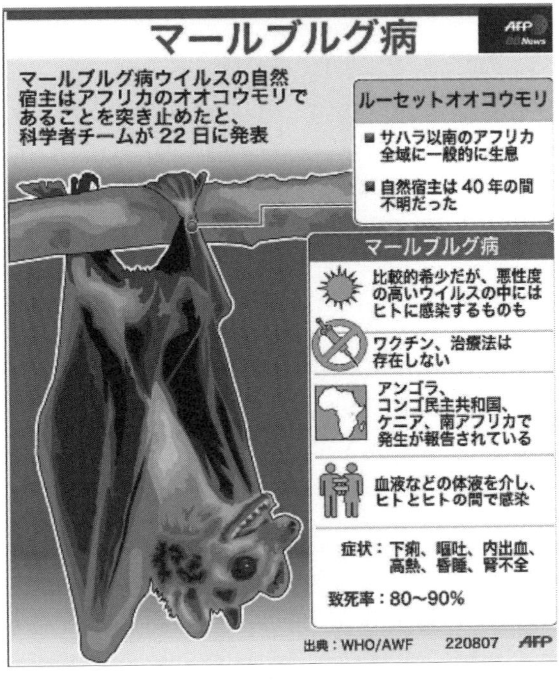

図1-2●マーブルグ病（WHO/AWF）

ラッサ熱(Lassa Fever)／南米出血熱

1)ラッサ熱の発見と発生事例

1999年11～12月にガーナとコートジボアールを旅行し，ドイツに帰国した女子学生が，ラッサ熱で死亡した．この学生は，帰国時に発熱と感冒様症状を呈したため，はじめは総合病院で治療を受けていたが，熱帯医学科のある病院に転院して治療を受けたものの，多臓器不全により帰国後８日目に死亡した．ラッサ熱は，ウイルス性出血熱の中では，もっとも古くから知られていたものである．ラッサ熱の名前は，ナイジェリア北東部のラッサ村で1969年に３名の看護婦が発病し，うち２名は原因不明のまま死亡した事例がおきたことに由来する．このときに採取された検体から，実験室内感染（２名感染１名死亡）が発生し，そこからウイルスが分離された．実際には，ラッサ熱の病態はそれ以前の10年以上にわたって知られていたが，原因ウイルスが判明したのがこのときである．

ラッサ熱の分布地域は西アフリカに限られるが，旅行者が感染して持ち帰る輸入例がしばしばみられる．2000年にはシエラレオネからイギリス，ドイツ，オランダに各1 例，ナイジェリアからドイツに1 例の計4 例の輸入があった．日本でも1987年に，シエラレオネから帰国した男性がラッサ熱を発症したが，治癒の結果回復した輸入感染の事例がある．

2010年10月17日に，シエラレオネ北部州のボンバリ（Bombali）地区でラッサ熱のアウトブレイクが報告され，４名の患者と２名の死亡が確認された．同年11月11日には，9月に感染した南アフリカ共和国国籍の技術者が，北部州，ボンバリ地区の首都Makiniでラッサ熱のために死亡した．これまでは，シエラレオネの東部での風土病であったラッサ熱が，北部州でも発生したことになった．

2)病原微生物

ラッサウイルスは，RNAを遺伝子とするエンベロープをもった，アレナウイルス科に属する．遺伝子RNAは，プラス鎖とマイナス鎖がモザイク状に分布した，アンビセンスRNAで，これを粒子内に2分子もっている．ウイルス粒子内には，他に宿主細胞由来のリボソームをもち，電子顕微鏡で砂状に観察されることから，ラテン語で砂を意味するarenaにちなんで，アレナウイルスと命名されている．ラッサウイルスはアフリカにしか存在しないが，ヒトに病気をおこすアレナウイルスには他に，ボリビア出血熱の原因のマチュボウイルス，アルゼンチン出血熱の原因のフニンウイルス，ベネズエラ出血熱のグアナリトウイルス，ブラジル出血熱のサビアウイルスなどがあり，いずれも南アメリカ大陸の特定地域に存在する．これらのウイルス性出血熱をまとめて南米出血熱とよぶ．その他にも世界中に存在するアレナウイルスとしてLCM (lymphocytic choriomeningitis virus)が知られている．

アレナウイルスのうち，ラッサウイルスとLCMウイルスは，旧世界アレナウイルスとよばれ，南米出血熱の原因となるものを新世界アレナウイルスと分けることもある．いずれも野ネズミが自然界の宿主である．ラッサ熱は，野生ネズミのマストミスが自然宿主であり，その排泄物に接触することでヒトが感染(散発例)する．マストミスは西アフリカに棲息しており，サハラ砂漠以北には分布しない．そのためラッサ熱も西アフリカで発生するが，輸入例はヨーロッパ，アメリカ，日本でもみられる．病院内での集団感染事例が少なくとも6件知られており，患者の尿や唾液も感染源となる場合があると思われる．ラッサ熱は，南米出血熱とともに感染症法における1類感染症に定められており，診断した医師はただちに最寄りの保健所に届け出る必要がある．

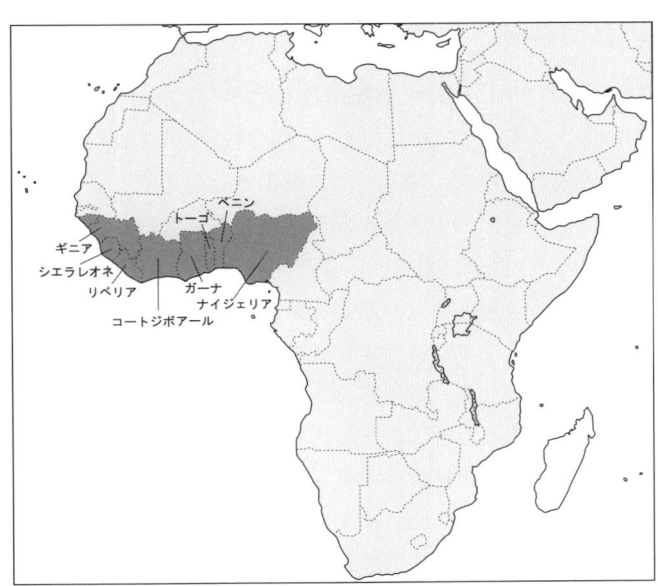

図1-3●ラッサ熱の分布区域

3）臨床症状・治療・予防法

ラッサ熱の大部分は，農村地域の家周囲に棲息するネズミの尿や糞から，皮膚の傷や粘膜面を介してヒトに感染する．ウイルスに感染したヒトからヒトへ感染がおこることもある．潜伏期は5～21日である．発熱と倦怠感が緩徐に始まり，高熱，筋肉痛，虚脱がおきる．消化器症状として，腹痛，嘔吐，下痢ないし便秘をみる．滲出性咽頭炎，胸骨背部痛，咳，結膜炎，胸水貯留，顔面のむくみ，粘膜出血，難聴，振戦，脳炎もおこすが，さまざまな症状を示し，特異的なものはない．感染予防ワクチンはない．治療にはリバビリン（ribavirin：静注）が著効を示す．発症6日以内に投与を開始すると，本来15～45％の致死率が数％に激減する．患者との濃厚接触がある場合，あるいは実験中の病原体や感染材料への曝露がある場合には，経口投与による発症予防効果も期待できる．

このウイルスは空気感染しないので，基本的な感染防御標準予防策で十分対応しうる．ラッサ熱の流行地域に滞在する場合には，ネズミなどが生活圏に入り込まないように衛生環境を整備することが，ラッサウイルス感染を予防するうえで大切である．

■ 南米出血熱

南アメリカ大陸の特定の流行地に棲息する齧歯（げっし）類（ネズミ科アメリカネズミ亜科のヨルマウス）の唾液や排泄物との接触または排泄物に汚染された食器や食物を介しての感染や汚染された粉塵の吸入，出血熱患者との接触などにより感染が成立する．症状は，他の出血熱をきたす疾患と同様に，数日から数週間の潜伏期間ののち発熱，筋肉痛，頭痛，眼窩後痛など非特異的な症状をきたす．また結膜の充血，紅斑，紫斑，全身のリンパ節腫大がみられることもある．びまん性出血や血管外への漏出性ショックにより突然死することもみられるが，多くの死因は中枢神経の障害と思われる．致死率は30％以上といわれている．

南米出血熱がみられるようになった要因の一つには，その地域での開拓や森林伐採，そして大規模農場への土地の移行が考えられる．広大な地域でのトウモロコシ栽培が，宿主のヨルマウスの集団に餌を供給することになり，農場で働く農民への感染を引きおこした．農業の機械化により，大型コンバイン収穫機械がウイルスに汚染したネズミの死骸などを含むほこりをまき散らしていることも考えられる．農業開発により住民が宿主の齧歯類に接触する機会が多くなり，このことがアレナウイルス感染症の流行の危険性を高めている可能性がある．

クリミア・コンゴ出血熱
(Crimean-Congo hemorrhagic fever)

1）クリミア・コンゴ熱の発見と発生事例

1944年にクリミア地方で野外作業中の旧ソビエト連邦軍兵士達の間に重篤な熱性疾患が発生したことから，世界中で知られることとなった．1969年に，アフリカのコンゴで1956年に分離されたウイルスと同様のウイルスであることが判明したことから，クリミア・コンゴ出血熱と命名された．感染ダニ（マダニ）に咬まれることと，患者の血液や体液との直接接触により感染が成立する．現在までに27種類以上のマダニがこのウイルスに感染していることがわかっており，この感染ダニに咬まれたり，このダニをつぶしたりすることでも感染する．このウイルスはヒツジ，ヤギ，ウシなどのほ乳類（野生，家畜）にも感染性があり，また地上のエサをついばむ鳥が感染ダニを拡散させる原因となることもある．ヒトに感染すると，ヒトからヒトへの感染がおきることも問題になる．最近の注目すべき事実は，感染マダニの中でウイルスが垂直感染を繰返していることがわかったことである．すなわち，感染ほ乳類がいなくてもダニのみで感染源になることを示している．

2）原因微生物

クリミア・コンゴ出血熱はロシア南西部クリミア地方（現クリミア自治共和国），中央アジア，中近東，東欧，アフリカに広く分布する，クリミア・コンゴウイルスによる急性熱性疾患である．新大陸である，アメリカ大陸には存在していない．日本国内での取り扱いは，感染症法では1類感染症に指定されており，エボラ出血熱，マールブルグ出血熱，ラッサ熱とともにウイルス性出血熱（viral hemorrhagic fever：VHF）4疾患のひとつである．原因ウイルスは，ブニヤウイルス科（Bunya viridae）のナイロウイルス属（*Nairovirus*）である．粒子の直径は90～110nmの球形で，マイナス1本鎖RNAを遺伝子とする．

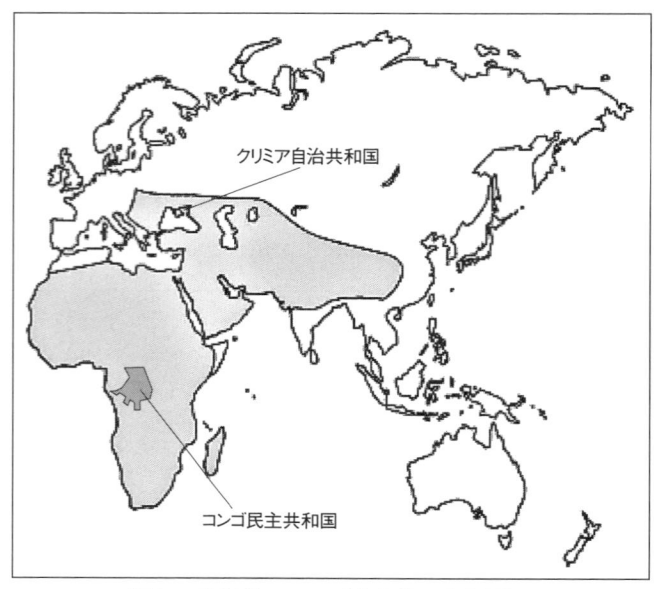

図1-4●クリミア・コンゴ出血熱の分布領域

3)症状・治療・予防法

潜伏期間は2～12日で，次のような感染経路が考えられる．(1)感染マダニに咬まれたりマダニをつぶすことによって感染する．(2)感染した家畜や野生動物の血液や内臓と接触することによって感染する(ヒツジ飼いや農業従事者，獣医師など)．(3)患者に接する医師や看護師など医療従事者，患者の家族などが患者と濃厚な接触をして感染する．とくに，患者の血液に直接触れたりすると発生までの期間が短くなる．発生は突発的で，発熱，頭痛，筋肉痛，腰痛，関節痛がみられ，重症化すると点状出血から大紫斑までのさまざまな程度の出血がみられる．死亡例では肝腎不全と消化管出血が著明である．致命率は15～40%で，感染者の発症率は20%と推定されている．

特異的治療法はなく，対症療法が中心である．抗ウイルス薬(リバビリン)が有効であると考えられている．ワクチンはなく，感染経路を遮断することが大切で，感染のリスクがある場合はガウン，手袋，マスクなどの着用が必要となる．

ハンタウイルス肺症候群
(Hantavirus Pulmonary Syndrome：HPS)

1）HPSの発見と発生事例

1993年，アメリカ南西部に居住するナバホインディアンのあいだで肺水腫を伴う急性の呼吸障害による死亡例が複数報告された．腎症候を伴わず，急性の呼吸器症状を示し約50％が死亡するという疾病であり，当初，原因不明であり，スペイン語で「名無し」を意味する，シンノンブル（Sin Nombre ）ウイルスといわれていた．ほどなくアメリカ合衆国疾病予防管理センター（CDC）によって，この疾患の原因がブニヤウイルス科のハンタウイルスであることが判明し，ハンタウイルス肺症候群（HPS）とよぶことになった．これを保有するネズミはシカ（ディア）マウス（*Peromyscus maniculatus*）である．このネズミは北アメリカ大陸に広く分布しており，棲息数も多く，人家に入りやすい．ほかに，シロアシマウス，コットンラットなどのネズミのあいだに保有されていることが判明した．エル・ニーニョ現象などで，アメリカ南西部の気候変動が大量の雨をもたらし，砂漠地帯にもネズミの餌となる木の実をつけた樹木や草が生えるようになり，ネズミの棲息域がヒトの生活圏と近づいた結果として，ハンタウイルス感染症がみられるようになったのであろう．1995年から南アメリカでも報告されるようになってきた．

2）原因微生物

ハンタウイルスは，マイナス鎖RNAを遺伝子とするブニヤウイルス科（Bunyaviridae），ハンタウイルス属（*Hantavirus*）であるが，HPSの発見よりもずっと以前から，わが国や中国，韓国においては馴染みが深い疾患の病原体である．まず，第二次世界大戦中に中国と旧ソビエト連邦の国境を流れるアムール川の流域で発熱と出血尿を伴う疾患の流行があり，また旧日本軍が中国東北部に進駐した際に不明熱に遭遇し，「流行性出血熱」として報告された感染症がある．その後，朝鮮戦争のときに国連軍のあいだに約3200例の不明熱が報告され，注目された．韓国高麗大学の李らが，1976年に流行地のアカネズミ（*Apodemus*）から病因ウイルスを初めて分離し，その地域の川の名をとって，ハンタン（Hantaan）ウイルスと命名した．この疾患は，腎症候を伴う出血熱をおこすので腎症候性出血熱(HFRS：Hemorrhagic fever with renal syndrome)と統一してよぶこととなった．その後，ハンタウイルスによる感

表1－3●ウイルス性出血熱と出血を生ずるウイルス感染症の原因ウイルス，

疾患名(登場年)	ウイルス名(ウイルス科)	潜伏期	自然宿主と感染経路	症状
エボラ出血熱(1976)	エボラウイルス(フィロウイルス科)	2～21日	不明(コウモリ?)→ヒト→ヒト／不十分な医療器具，不適切な看護・介助による感染／葬式・埋葬の習慣	発症は突発的 主症状はインフルエンザ様，発熱，頭痛(100%) 腹・胸部痛，咽頭痛(80%) 出血は死亡例の90%以上
マールブルグ病(1967)	マールブルグウイルス(フィロウイルス科)	3～10日	不明(コウモリ?)→ヒト→ヒト／サル→ヒト→ヒト	発症は突発的 発熱，頭痛，筋肉痛，皮膚粘膜発疹，咽頭結膜炎 重症化すると下痢，鼻口腔・消化管出血
ラッサ熱(1969)	ラッサウイルス(アレナウイルス科)	5～21日	マストミス→ヒト→ヒト：まれに院内感染	発症は突発的，進行は除々 高熱(39～41℃)，全身倦怠感 3～4日目大関節痛，咽頭痛，咳，次いで心窩部痛，後胸部痛，嘔吐，下痢，腹部痛 重症化すると，顔面頸部浮腫，結膜・消化管出血，心嚢・胸膜炎
南米出血熱	フニン，マチュボ，グアナリト，サビアウイルス(アレナウイルス科)	数日～数週間	野ネズミ→ヒト(ヒト→ヒト感染はまれ)	発熱，頭痛，筋肉痛，眼窩後痛，結膜の充血，紅斑，紫斑，全身のリンパ節腫大
クリミア・コンゴ出血熱(1945, 1956)	クリミア・コンゴウイルス(ブニヤウイルス科)	2～12日	ほ乳動物→ダニ→ヒト→ヒト	非特異的症状，発症は突発的 発熱，悪寒，頭痛，筋肉痛， 関節痛重症化すると全身の出血，血管虚脱 死亡例では消化管出血，肝・腎不全 感染者の発症率は約20%
腎症候性出血熱(1976年にウイルス分離)	ハンタウイルス(ブニヤウイルス科)	10～30日	野ネズミ→ヒト	発熱，頭痛，悪寒，脱力，めまい，背部痛，腹痛，嘔吐，顔面紅潮，点状出血，結膜充血などの皮下出血傾向，腎臓，肝臓，脳下垂体，肺などに障害，しばしば，重篤な腎不全をおこす
ハンタウイルス肺症候群(1993)	ハンタウイルス(ブニヤウイルス科)	10～14日	野ネズミ→ヒト	頻呼吸，頻脈，下背部疼痛，肺の両側性間質性の浸潤による進行性の呼吸困難肺水腫を発症した例では死亡率が高い
リフトバレー熱(1998)	リフトバレーウイルス(ブニヤウイルス科)	2～6日	蚊→ヒト	突然の発熱，頭痛，筋肉痛，背部痛 頸部硬直，羞明，嘔吐比較的軽症例が多いが，出血熱を併発した場合の致死率は約50%
黄　熱	黄熱ウイルス(フラビウイルス科)	3～6日	蚊→ヒト	突然の発熱，頭痛，背部痛，悪心，嘔吐 重症例では，腎障害，出血 黄疸致死率は5～10%
デング熱	デングウイルス(フラビウイルス科)	4～7日	蚊→ヒト	発熱(M字型の熱型)，発疹，関節痛， 筋肉痛ほとんどの場合，週単位で自然治癒 2回目以後，別の型のデングウイルスに感染するとデング出血熱となって，口，目，鼻などの粘膜から大量出血

IFA：免疫蛍光抗体法，　ELISA：固相酵素免疫検定法，　CF：補体結合反応

染症が日本で注目されたのは1970年代半ばから各地の医学系動物実験施設においてラット取扱い者のあいだに不明熱の患者が相次いで発生した時である.

臨床症状,治療・予防法,感染症法取り扱いなど

分布地域	診断法	治療・予防法	病原体の実験室内扱いクラス分類	日本での感染症法取扱い
アフリカ中央部	①血液などからのウイルス分離 ②抗体上昇の確認(IFA, ELISA)	対症療法のみ ワクチンはない	クラス4	1類感染症 全数把握, 診断後,直ちに届け出する
アフリカ中東南部	①血液からのウイルス分離 ②抗体上昇の確認	対症療法のみ ワクチンはない	クラス4	1類感染症 全数把握, 診断後,直ちに届け出する
西アフリカ一帯	①血液,尿からのウイルス分離 ②IFAやELISAによる抗体検出	リバビリンを発症直後に用いると有効 (致死率:45%→数%に) ワクチンはない	クラス4	1類感染症 全数把握, 診断後,直ちに届け出する
南　米	①血液,脳脊髄液,尿からのウイルス分離,ウイルス遺伝子の検出 ②IFAやELISAによる抗体検出	対症療法 ワクチンはない	クラス4	1類感染症全数把握,診断後,直ちに届け出する
アフリカ全土,中近東,中央アジア,インド,東欧,中国	①発症1週間以内に血液からのウイルス分離 ②抗体上昇の確認(IFA, CF)	対症療法のみ ワクチンはない	クラス4	1類感染症全数把握,診断後,直ちに届け出する
アジア,ヨーロッパ	①IFAやELISAによる抗体検出 ②白血球からのPCR法によるウイルス遺伝子の検索	低血圧期に引き続き出現するショックに対する対症療法	クラス3	4類感染症全数把握,診断後,直ちに届け出する
アメリカ合衆国	①IgM・IgG抗体の検出, ②PCRによるウイルス遺伝子の検索または免疫組織学的なハンタウイルス抗原の検出	対症療法 とくに呼吸困難と低血圧,ショックに対する処置	クラス3	4類感染症全数把握,診断後,直ちに届け出する
アフリカ全域,中近東	①ELISAやEIAによるIgM抗体の検出 ②血液,組織からのウイルス分離,抗原検出,RT-PCR法	対症療法 実験的にはリバビリンが有効ワクチンは開発されているが日本では未認可	クラス3	4類感染症全数把握,診断後,直ちに届け出する
アフリカ,中南米	①血液織からウイルス分離,PCR法をもちいた遺伝子検出	対症療法予防生ワクチン	クラス3	4類感染症全数把握,診断後,直ちに届け出する
東南アジア,インド,中南米	①RT-PCR法によるウイルス遺伝子の検出 ②蚊由来C6/36細胞やアフリカミドリザル由来のVero細胞を用いたウイルス分離	対症療法のみワクチンはない	クラス2	4類感染症全数把握,診断後,直ちに届け出する

1982年に国立感染症研究所と北海道大学獣医学部により札幌医科大学のラットから原因ウイルスが国内で初めて分離され，その後の研究の進展に伴い，ブニヤウイルス科の5番目の新しい属としてハンタ（hanta）ウイルス属と命名された．感染実験動物から，それを扱う研究者などヒトへの感染が危惧されたこともあった．しかし，アメリカ合衆国においてハタネズミ（*Microtus*）のあいだにウイルスが保有されていることが示されていたが，動物学者などに抗体保有は認められたもののヒトに対する病原性は不明であり，問題視されてこなかった．そのような経過のなかで，1993年にアメリカ南西部で肺水腫を伴う急性の呼吸困難による複数の死亡者が発生した．腎症候を伴わず，急性の呼吸器症状を示し約50％が死亡するという疾病が出現したことが，HPSが注目されるきかっけとなった．1993年から北・南アメリカを中心に次々と報告されており，2011年までのアメリカ合衆国での発生例は，累積で580例以上，34州で認められており，その致死率は約35％である．

HPS，腎症候性出血熱（Hemorrhagic fever with renal syndrome：HFRS）ではヒトからヒトへの感染がおこらないと考えられており，原則的には齧歯（げっし）類からの感染であるが，南アメリカのAndes virusの一種は，ヒト-ヒト感染をおこして問題となったことがある．HPSの患者発生地域は，現在のところ南北アメリカでのみである．

3）症状・治療・予防法

HPSの臨床症状は頻呼吸，頻脈，下背部疼痛，肺の両側性間質性の浸潤による呼吸困難が特徴的である．ほとんどの場合，咳や38～40℃の発熱，筋痛，悪寒（おかん）がみられ，嘔気（おうき），嘔吐（おうと），下痢および倦怠（けんたい）もよくみられる．症状は急速に進行し，呼吸困難となる．潜伏期は，通常2週間である．

一方，HFRSでは軽度の腎症から重度の腎機能不全を示し，急性期のショック症状で死亡することもある．HPS患者の治療には早期の集中治療が必須で，呼吸管理が必要である．ICU搬送中などにおいては酸素低下を防がなければならない．酸素飽和，体液バランスおよび血圧を注意深くモニターすることが重要である．

ハンタウイルス感染症が疑われる場合には，1）HPSウイルスに対するIgM，IgG抗体の間接蛍光抗体法，酵素抗体法検査，2）組織免疫化学的手法による組織中に存在するウイルス抗原の検出，3）RT-PCR 法による遺伝子断片の配列決定，などが行われる．ネズミを捕獲し，サンプリングする場合は，エアロゾル対策を立てて実施する必要がある．病原体の取扱いは，バイオセーフティレベル（BSL）3，または4である．診断にあたっては，ネズミとの接触があったかどうかを必ず聞く必要がある．キャンプなどのアウトドアの活動ではネズミ対策を考える．このウイルスはヒト，昆虫，ペットまたは家畜を介して伝播することはない．

リフトバレー熱（Rift Valley fever：RVF）

1）リフトバレー熱の発見と発生事例

ケニアにリフトバレーとよばれる渓谷がある．この渓谷は東アフリカを南北に貫き，これに沿ってタンガニーカ湖など多くの湖があることで知られており，ここでアフリカ大陸が東と西に引き裂かれているといわれている．

この地域でのヒツジの流行病の調査から分離されたウイルス感染症として，リフトバレー熱とよばれている疾患がある．感染して体内でウイルスが増殖したヒツジを吸血した蚊がヒトを刺すことで，ヒトへの感染がおきる．リフトバレー熱は，およそ10～15年に一度各地で小流行を繰り返しながら，これまでに何回かの大流行がおきている．もっとも大規模なものは1977～78年のエジプトの流行である．それまでこの病気はサハラ以南の国々で知られ，エジプトでは知られていなかった．この時の流行では約18000人が感染し，598人が死亡した．スーダンからエジプトに持ち込まれたラクダがウイルスに感染しており，それが原因と考えられている．しかし，ラクダはこのウイルスに抵抗性が強く，伝播に十分な量のウイルス血症をおこさないので，ヒツジからの感染ではないかという説もある．

リフトバレー熱の流行の背景には，アスワンダムの建設が関係するともいわれている．ダムの建設により多くの灌漑（かんがい）施設が建造され，また，機材を運搬する大型トラックのタイヤなどの廃棄物が増えてきた．これらが，蚊の発生場所となり，ウイルスが蔓延したことの一因であると考えられている．1998年には，それまで流行の記録のない西アフリカのセネガルとモーリタニアにおける流行がみられ，その背景にはやはりセネガル川に建設されたダムの影響があるとされている．同じ年にはケニヤとソマリアにまたがる流行があった．これはエル・ニーニョなどの気象変動が発生し，この地方に大雨が続いたことによると考えられている．

リフトバレー熱は，エジプトの流行ではアラビア半島への感染拡大が心配されていたにもかかわらず，1990年代までは，アフリカ大陸のみに限局して発生する感染症と考えられていた．しかし，2000年に突然，アラビア半島のサウジアラビア，イエメンで発生し，アフリカ大陸のみでの流行ではないことがわかった．このアラビア半島での流行の要因は確認されていないが，ウイルスの侵入はソマリアなどからの感染家畜の持ち込みによるのではないかと考えられている．リフトバレー熱が，わが国へ侵入する危険は少ないと思われるが，世界的な規模での発生状況を厳重に観察することは重要である．また，発生地への観光旅行者や国際支援などによる訪問者に関しては，事前の情報の収集や，診断体制の整備も重要である．

2）原因微生物

リフトバレー熱は，人獣共通感染症で，おもに動物に感染するものの，ヒトにも発病し死亡することもある．感染症法では４類感染症に指定された疾患である．原因となる微生物は，マイナス鎖RNA遺伝子をもつブニヤウイルス科，プレボ属のリフトバレー熱ウイルスである．ブニヤウイルス科は５つの属に分類され，このうち４つの属のウイルスは蚊，サシチョウバエ，ダニにより伝播される．リフトバレー熱ウイルスはこの中のサシチョウバエを意味するプレボ属であるが，ヒトへは，リフトバレー熱ウイルスに感染しているヒツジやヤギ，ウシなどの動物を吸血した蚊に刺咬されることでウイルスが体内に侵入するか，感染動物の血液や組織に触れたり，摂食することなどで感染する．

3）症状・治療・予防法

リフトバレー熱の潜伏期は，通常２～６日で，突然の発熱，頭痛，筋肉痛，背部痛といった感冒様症状で始まる．一部の患者では頸部硬直，羞明（しゅうめい）（普通の光に対して眩しく感じて，眼の痛みや涙が出ること）や嘔吐を伴う．これらの患者では，髄膜炎と間違えられることがある．症状は通常，４～７日続き，その後免疫反応がおこり，IgMおよびIgG抗体が認められるようになると，血中からウイルスが消える．大部分のヒトの症例は比較的軽症であるが，一部の患者では非常に重体となる．そのなかで，網膜炎などの眼症状を併発する患者は0.5～2%であり，脳炎・髄膜炎症状や出血熱を併発する患者は1%以下である．眼病変だけの患者の死亡はほとんどないが，病変が黄斑部にあるときには，永久失明することもある．出血熱を併発した患者の致死率はおよそ50%である．

治療は，抗ウイルス薬であるリバビリンが，実験的にウイルス増殖を抑制することが示されている．リフトバレー熱症例の多くは，比較的軽症で期間も短いので，特別の治療は必要としない．重症患者には一般的に補助的治療が中心となる．リフトバレー熱ワクチンが開発されているが，このワクチンは日本では認可されておらず，市販されてもいない． 予防方法は，蚊に刺されないようにすることが重要となる．そのため，リフトバレー熱の発生しているような地域では，長袖のシャツやズボンをきたり，蚊帳や虫除けスプレーを使ったり，蚊が活動的な時間帯には外出を控えるようにする．また，動物との接触も避けるようにする．

アルボウイルス感染症

アルボウイルス(arbovirus)は，ダニ，ノミ，蚊などの節足動物内で増殖し，それらの吸血活動によって伝播するウイルスを総称した名称である．アルボウイルスは，感染様式による名称であり，ウイルス学的分類法には入っていない．アルボウイルスに含まれるウイルスには，先に記載した，クリミア・コンゴ出血熱，リフトバレー熱の原因であるブニヤウイルス科の他，フラビウイルス科，レオウイルス科，およびトガウイルス科など，およそ10のウイルス科が含まれ，ヒトに病原性を示すものは100種を超える．節足動物体内でのウイルス増殖がみられず，単に動物の刺咬による機械的伝播のみをおこす場合はアルボウイルスに含まれない．ウイルスを媒介する節足動物は，ベクターともよばれ，そのうちのいくつかの媒介昆虫は，都市の劣悪な衛生環境下で棲息するため，熱帯地方の公衆衛生上の大きな問題となっている．近年では，エル・ニーニョに代表される地球規模の気象変動によって媒介蚊が激増し，デング熱などの流行が懸念されるようになってきた．

黄熱病 (yellow fever)

1）疾患について

黄熱病はサル，ヒトおよび蚊を宿主とし，蚊によって媒介される疾患である．ヒトが感染して発病すると致死率は高いが，回復すると終生免疫を残す．アフリカ，南アメリカなどで地域的流行が発生しており，アジアでの流行はみられないが，流行地域への旅行者が罹患することもある．

北緯15度と南緯15度に挟まれたアフリカの熱帯地方には黄熱の浸淫地域が拡がっている（**図1-5（左）**）が，例外として，ジブチ，ソマリア北部，マダガスカルなど媒介蚊を駆逐した都市ではみられない．南アメリカ大陸の熱帯地方では，北はパナマから南緯15度に至るまで拡がっており（**図1-5（右）**），雨季に発生が多い．とくにアマゾン川流域の熱帯雨林に接した国々で地域的な流行をおこし，毎年のように患者発生があり，旅行者の感染事例もある．患者発生数は，南アメリカとアフリカを合わせて年間約20万人といわれている．アジアと太平洋地域には黄熱は存在しないが，少なくとも都市部では，媒介蚊の*Aedes aegypti*が棲息しており，感染の危険性が考えられる地域もある．

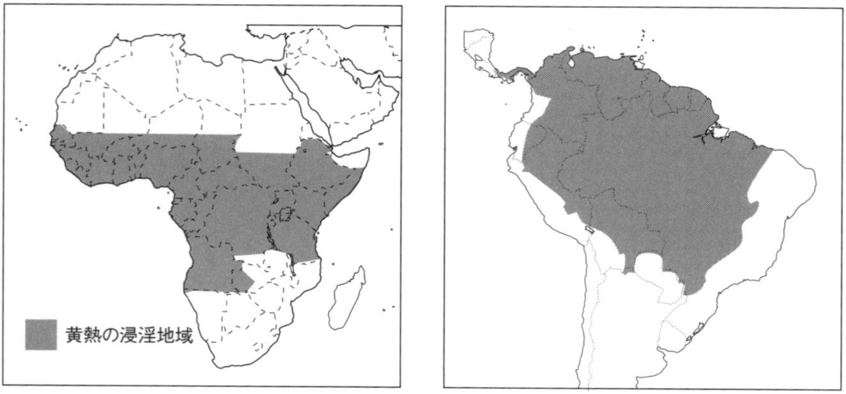

図1-5●アフリカ大陸と南アメリカにおける黄熱の浸淫地域（WHO, CDC資料より作成）

2）黄熱病と野口英世

黄熱病と聞くと，野口英世を思い浮かべる日本人は多いであろう．現在では，千円札の肖像画の人としか思わない若者も多いであろうが，我々が子供の頃に読んだ伝記では，とくに人気の高かった人物の一人である．野口英世は，現在の医師国家試験よりもはるかに難関であった医師開業試験に若くして合格したものの，幼児期に負った火傷のために左手が不自由であり，臨床医となることより医学研究者として細菌学への道を進む．しかし，帝国大学出身者が多くを占める日本の研究環境では出世が望めないことを感じ，独特の勤勉さと粘り強さに狡猾さを加えて，アメリカへと渡り，数多くの研究業績をあげたのである．野口英世の伝記や，渡辺淳一の小説で後に映画化された『遠き落日』を見て，医師にあこがれた人もいると思う．野口の業績として，「南アメリカのエクアドルで黄熱病の病原体を発見し治療法を確立した」と伝えられており，エクアドルのグアヤキル市には銅像も立っている．しかし，野口がエクアドルでみた熱病は，実際には黄熱病ではなくワイル病であった．野口自身は，臨床医として黄熱病の診断にあたることはなく，現地の医師から提供された検体を調べたため，この事実は知らなかったのであろう．

ワイル病（黄疸出血性レプトスピラ病）病原体の発見者は，九州大学初代内科教授の稲田龍吉であり，野口の発見は黄熱病病原体ではなく，ワイル病スピロヘータの再発見でしかなかったのである．黄熱病の予防に関しては，アメリカの軍医のウォルター・リードがパナマ運河建設の際に，蚊の駆除を中心とした防疫対策で効果をあげており，当時濾過性病原体とよばれていたウイルスの感染が原因ではないかという説もあった．しかし，当時の研究技術では黄熱病の原因としてウイルスを観察できる方法はなかった．この時期，野口はアメリカのロックフェラー研究所に在籍している．第6章のがんウイルスで述べるが，同時期には，ウイルス学者であるラウス（Francis Peyton Rous）も在籍しており，動物に肉腫をおこす，最初のがんウイルスであるラウス肉腫ウイルスを発見した頃でもあった．しかし，人々の注目は野口の研究成果に集まり，ラウスのがんウイルスには無関心であったという．まだ，病気をおこす原因としてウイルスを考えることなどできる時代ではなかったのである．

アフリカで黄熱病が流行し，野口が開発したワクチンが無効であるという報告を聞き，彼自身がガーナのアクラに渡って黄熱病の病原体究明の研究を行うが，問題解決を見ないままに黄熱病の犠牲者となって死亡するのである．野口は以前にエクアドルで黄熱病(彼がそう思っていた)に罹患しており，自分が開発したワクチンで治癒したと信じていた．それなのに，抗体を持っているはずの自分が罹患するはずのない黄熱病に感染してしまったことが理解できなかったのであろう．最後まで，彼が南アメリカで見ていたものは黄熱病の原因とは違っていたことには気づかなかった．この思いが，野口英世の最後の言葉である「私にはわからない」となったのであろう．野口英世の黄熱病研究は間違いであったが，ロックフェラー研究所時代に行った，梅毒スピロヘータの純粋培養に成功(このことは，第5章のSTDでも触れる．ただし後年この成果も否定されている)しており，その業績でノーベル医学・生物学賞の候補となったことは事実である．

3）原因微生物

黄熱病ウイルスは，プラス鎖RNAウイルスであるフラビウイルス科に属する．感染サイクルは森林型サイクルと都市型サイクルに分けられ，森林型サイクルは，宿主のサルと蚊の間でサイクルが形成され感染が維持される．一方，都市型サイクルは，ネッタイシマカとヒトの間で形成され，都市での大流行の原因となる．蚊は媒介動物と保有動物であり，アフリカでは*Aedes*属，アメリカ大陸では*Haemagogus*属のいろいろな種が関与する．雌のみが吸血性で，黄熱病の伝播に関与する．ウイルスの伝播は，媒介蚊がウイルス血症期にあるヒトやサルを吸血しておこる．ヒト-ヒト間の直接的な接触感染はないと考えられている．

4）臨床症状・治療・予防法

3～6日の潜伏期の後，突然の発熱，頭痛，背部痛，虚脱，悪心（おしん），嘔吐で発症する．発症3～4日後に症状が軽快し，そのまま寛解することもあるが，重症例では，数時間～2日後に再燃し，発熱，比較的徐脈，腎障害，出血傾向(鼻出血，歯根出血，黒色嘔吐，下血，子宮出血)，黄疸が加わる．致死率は5～10%といわれている．

特異的な治療法はなく，対症療法が中心となる．対症療法のなかでも，常にショックを念頭に水と電解質の管理に注意する．

予防は，蚊に刺されないように注意することと，ワクチン接種が有効である．日本脳炎ワクチンとは異なり，生ワクチンである．特定地域(ブルキナファソ，カメルーン，中央アフリカ，コロンビア，コンゴ，コートジボアール，フランス領ギアナ，ガボン，ガーナ，リベリア，マリ，モータニア，ニジェール，ルワンダ，サントメ，プリンシペ，トーゴ，ザイール)への入国にはWHOによって予防接種が義務付けられており，これらの国への入国の際にイエロカード(予防接種証明書)が要求される．それ以外の国へ旅行する場合でも，流行地域を経由した場合に提示を求められることもある．黄熱病のワクチンは一般の診療所では扱っておらず，各地域の検疫所で受けるようになっており，イエローカードの有効期間は接種後10日から10年間である(再接種の場合は接種直後から10年間有効)．

デング熱 (dengue fever)

1) 疾患について

デング熱は，デングウイルスによる一過性の熱性疾患で，英語ではその強い痛みからbreak bone feverともよばれる．ネッタイシマカやヒトスジシマカによって媒介され，東南アジア，インド，中アメリカ，南太平洋諸国に広く分布している．近年の熱帯・亜熱帯地域の都市部におけるアウトブレイクには，急激な都市化が関連していると考えられる．最近では2007年10月，台湾(中華民国)南部の台南市において511人の感染が報告されたほか，2010年9月には，フィリピン，マレーシア，シンガポール，ラオスなどで，それぞれ数万人規模の感染が報告され，拡大の恐れが出ている．日本では，第二次世界大戦中，戦地から持ち帰られたウイルスが，日本にも棲息するヒトスジシマカによって媒介され，長崎市，佐世保市，広島市，神戸市，大阪市など西日本で流行し20万人が発病したことがある．その後，日本国内での流行はないが，海外からの輸入症例(海外で感染してデング熱を発症する症例)は，毎年約100例(2010年は243人の患者)報告されている．デングウイルスを媒介するヒトスジシマカは，日中活動し，都市部の建物内にもひそんでおり，患者の蚊に刺された記憶が診断に役立つことがある．

2）原因微生物

デングウイルスはフラビウイルス科に属し，ウエストナイルウイルス，黄熱病ウイルス，日本脳炎ウイルスと近縁のウイルスである．フラビウイルスは，プラス鎖のRNAを遺伝子にもち，脂質二重膜とウイルス由来のエンベロープタンパク質からなるエンベロープで覆われている．粒子の大きさは，40～50nmの球状ウイルスである．フラビウイルスの科名は，ラテン語で黄色を意味するflaviに由来するという．

3）臨床症状・治療・予防法

潜伏期間は4日から7日．発症時は悪寒を伴って急に高熱を出すが，3日ほどで急に37℃あたりまで解熱した後，1日おいて39℃あたりまで上昇し，2日ほどで再び急に解熱というようなM字型の熱型を示すことが多い．おもな症状は，他のウイルス感染と同じく，発熱，発疹，関節痛，筋肉痛などである．ほとんどの場合，週単位で自然に解熱し，自然治癒することが多く，さほど深刻な感染症ではない．しかし，他の感染症は一度感染したり，ワクチン接種をすることで免疫記憶ができれば，2回目は感染しなくなったり，感染しても症状が軽症ですむが，デング熱は免疫（免疫記憶）があると重症化することがある．デング熱には4つの主要亜型があり，1つの型に対する免疫記憶ができた後に，別の型に感染すると「デング出血熱」という別の病態を取ることがある．デング

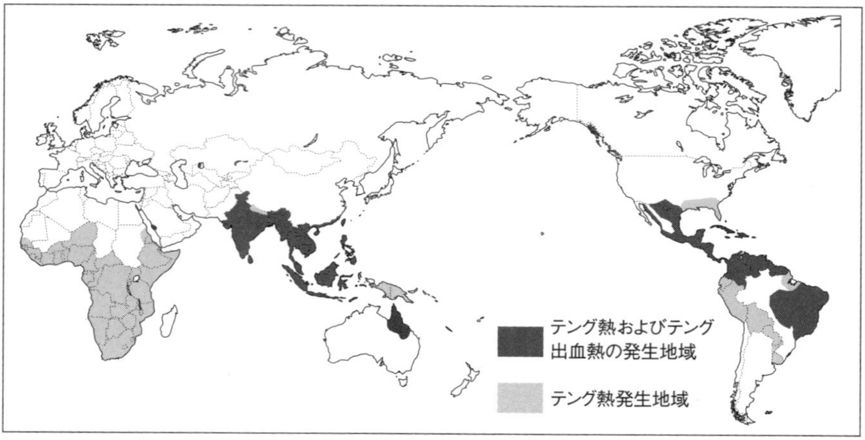

図1-6●テング熱・テング出血熱の発生地域（WHO，CDC資料より作成）

出血熱となると，口，目，鼻などの粘膜から大量に出血し，また血管壁透過性の亢進による循環血漿量低下がショックを引きおこすデングショック症候群という病型となり，この場合の致死率は3～6%になる．抗体の上昇は，解熱後，数ヵ月かかるが，確定診断には抗体検査が必要である．

治療は，対症療法と輸液が中心である．現在のところワクチンはない．

日本脳炎(Japanese encephalitis)

1)疾患について

日本脳炎はアジアで広く流行している感染症で，毎年アジア地域では，少なくとも5万人の患者が発生している．患者のほとんどは子供と65歳以上である．おもにコガタアカイエカによって媒介される,日本脳炎ウイルスが原因であり，重篤な急性脳炎をおこす．日本では，戦前戦後には患者が多くみられたが，1954年から予防接種が開始され，1994年に定期接種として実施されるようになり，患者数は著しく減少した．近年，韓国および中国でも患者数は減少しているが，その他のアジア諸国では増加しており，極東から東南アジア・南アジアにかけて広く分布している．過去に日本脳炎の報告がなかったパプアニューギニアにおいても，1997年に患者の報告がなされた．1995年にオーストラリアのトレス海峡バドゥ島，1998年にバドゥ島・ヨーク岬半島にて日本脳炎患者の発生が報告され，アジア以外の地域への日本脳炎ウイルスの拡がりが明らかになった．

2)原因微生物

日本脳炎ウイルスはフラビウイルス科に属し，1935年ヒトの感染脳から初めて分離された．日本脳炎ウイルスは，蚊によって感染ブタからヒトに伝播する．日本などの温帯では水田で発生するコガタアカイエカが媒介するが，熱帯ではその他数種類の蚊が媒介することが知られている．ヒトからヒトへの感染はなく,増幅動物(ブタ)の体内でいったん増えて血液中に出てきたウイルスを，蚊が吸血し，これがヒトを刺した時に感染する．高温多湿な気候で，ブタなどを飼育し，蚊の発生しやすい水田のある地域に多く発生する．温帯地域では夏

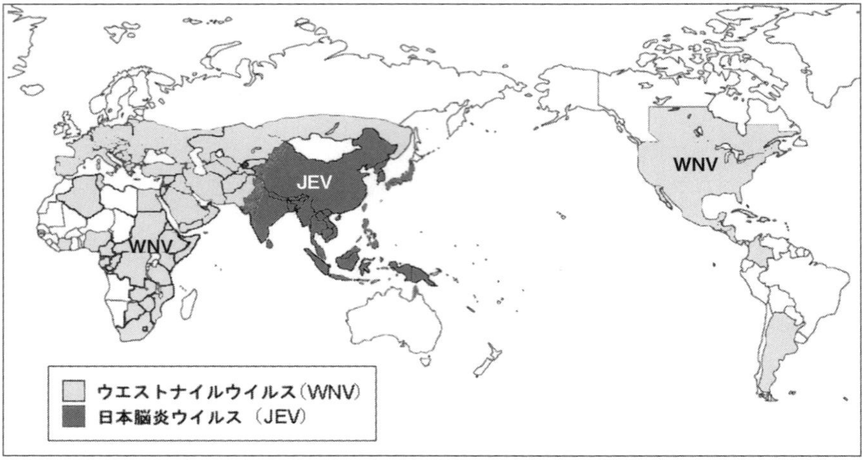

図1-7●日本脳炎ウイルスとウエストナイルウイルスの分布地域（WHO, CDC資料より作成）

期に，その他亜熱帯・熱帯地域では雨期に発生が多くなる．

ブタは，とくにコガタアカイエカに好まれること，肥育期間が短いために毎年感受性のある個体が多数供給されること，血液中のウイルス量が多いことなどから，最適の増幅動物となっている．ヒトで血中に検出されるウイルスは一過性であり，量的にもきわめて少なく，自然界では終宿主である．また，感染しても日本脳炎を発病するのは100～1000人に1人程度であり，大多数は無症状に終わる．

フラビウイルスのなかでも，とくに日本脳炎ウイルス，ウエストナイルウイルス（1999年より夏期にニューヨーク・アメリカ合衆国東海岸で流行している），セントルイス脳炎ウイルス，マレー渓谷脳炎ウイルスは相同性が非常に高く，これらは日本脳炎血清型群（Japanese encephalitis serocomplex）とよばれる．

3）臨床症状・治療・予防法

日本脳炎の潜伏期は6～16日間とされる．病型は髄膜脳炎型であるが，脊髄炎症状が顕著な脊髄炎型の症例もある．典型的な症例では，数日間の高い発熱（38～40℃あるいはそれ以上），頭痛，悪心，嘔吐，めまいなどで発病する．小児では腹痛，下痢を伴うことも多い．これらに引き続き急激に，項部硬直，光線過敏，意識障害とともに，神経系障害を示唆する筋強直，脳神経症状，不随意運動，振戦，麻痺，病的反射などが現れる．感覚障害はまれであり，麻痺は上肢でおこることが多い．脊髄障害や球麻痺症状も報告されている．痙攣(けいれん)は小児では多いが，成人では10％以下である．

特異的な治療法はなく，対症療法が中心となる．高熱と痙攣の管理が重要である．日本脳炎は症状が現れた時点ですでにウイルスが脳内に達し，脳細胞を破壊しているため，将来ウイルスに効果的な薬剤が開発されたとしても，一度破壊された脳細胞の修復は困難であろう．日本脳炎の予後を30年前と比較しても，死亡例は減少しているが全治例は約3分の1とほとんど変化していないことからも，治療の難しさが明確である．したがって，日本脳炎は予防がもっとも大切な疾患であるといえる．

予防の中心は蚊の対策と予防接種である．日本脳炎の不活化ワクチンが予防に有効なことはすでに証明されている．実際，近年の日本脳炎確定患者の解析から，ほとんどの日本脳炎患者は予防接種を受けていなかったことが判明している．

4）日本脳炎ワクチン

日本の患者数は，1966年の2017人をピークに減少し，現在は西日本で年間の発症患者数は数人程度である．2006年，熊本県で3歳の男児（ワクチン未接種）が日本脳炎に罹患し，一命はとりとめたものの，一時重症であった事例がある．就学前の日本脳炎患者が報告されたのは，1990年以来16年ぶりということで，大きな衝撃となった．熊本県では2009年にも，7歳の男児（ワクチン未接種）が，日本脳炎に罹患した．患児は8月に発症したが，診断確定に時間がかかり，日本脳炎患者として報告されたのは12月であった．

日本脳炎は，発生率に地域差があり（西日本＞東日本），岩手県では1970年に30代の成人が1名発生したのが最後である．この年の全国の日本脳炎患者数は145名であった．それ以後，日本脳炎ワクチンの普及により，国内での患者数は激減している．しかし，2005年5月30日に，厚生労働省より，日本脳炎ワクチンの副作用としての急性散在性脳脊髄炎（ADEM）による健康被害を受けて，ワクチン接種の積極的勧奨を中止するという，事実上の中止勧告がなされた．

毎夏，日本国内では，日本脳炎ウイルスを持った蚊が発生しており，多くの地域のブタが日本脳炎ウイルスに感染していることが明らかになっている．

東京都の調査では，従来ワクチンを接種しなくても抗体が検出される場合が多く見られており，小学校1年生では30%，高校1年生では65%に，ワクチン未接種でも抗体が検出されている．このことからわかるように，知らない間に蚊に刺されて感染していることがあり，たまたま症状が出てないだけで，つねに，発病する可能性がある．ワクチン中止勧告以後，2006年と2009年に熊本県でワクチン未接種の小児が日本脳炎を発症したこともあり，積極的な接種勧奨の再開が望まれてきていた．

5）日本脳炎ワクチン接種再開

厚生労働省は，平成17（2005）年のワクチン中止勧告をした時に，危険性が低いことが期待されるワクチンを開発するとした．そして，新ワクチンとして，乾燥細胞培養日本脳炎ワクチンが承認され，2009年6月2日より新しい日本脳炎予防ワクチンが使用されることになった．しかし，厚生労働省は，新ワクチンの使用について，供給量の不足や安全性の確認などの視点から，現時点においては積極的に勧奨する段階には至っていないとしている．このことから，日本脳炎新ワクチン「乾燥細胞培養日本脳炎ワクチン」での接種についても，引き続き積極的勧奨の差し控えは継続されることとなっていた．

ただし，日本国内でブタにおける抗体保有率の高い地域や，近年日本脳炎患

Column 平成23年度の日本脳炎ワクチン要項

国の都合（積極的勧奨接種の差し控え）で，日本脳炎ワクチンを接種できなかった1995年6月1日～2007年4月1日生まれの小児の接種期間が延長された．2011年5月20日付で，7歳6ヵ月～9歳の小児も公費負担で接種できるようになった．また，1995年6月1日以後に生まれた13歳以上の小児も，20歳の誕生日前日まで接種ができるようになった．

このように国の政策でワクチン接種時期が変更されることがたびたびあるので，ワクチンを施行する自治体からの情報には注意しておく必要がある．

者が多く認められている地域の居住者，旅行する可能性がある場合は，罹患リスクは依然として存在するので，接種を検討すべきであると考えられる．

このように，ここ数年間にも日本脳炎ワクチンに対する国の政策，医療者や患者の判断で，十分な接種が行われていない時期が発生した．これに対して，平成23（2011）年度からは，その空白期間を埋める対策が行われることになった．

ウエストナイル熱／ウエストナイル脳炎

1）疾患について

1999年，アメリカ合衆国ニューヨーク市で高齢者に脳炎が流行し，多数の死者が出るという事件がおきた．この事件は，従来アメリカにはなかったウイルスの渡り鳥による伝播が原因で発生した感染症である，ウエストナイル熱（脳炎）が注目されるきっかけとなった．ウエストナイルウイルスは1937年に初めて，ウガンダのWest Nile地方で発熱した女性から分離されたウイルスである．一般記事などで「西ナイル熱」と書かれているものをよく目にすることがあるが，ナイル川の西側地域で見つかったものではなく，「ウエストナイル」は地名であり，「西ナイル熱」の記載は適切ではない．従来アフリカ，ヨーロッパ，西アジアでの発生は報告されてきたが，1990年代中頃からヨーロッパやアメリカなど西半球での流行が発生している．2003年にはアメリカ合衆国で1万人近い患者発生と，260人を超える死亡者が，カナダでは1100人を超える患者と10人の死亡者が出るなどの感染の拡がりがみられた．北アメリカの流行では従来と異なり，感染鳥の発病や死亡率，ウマとヒトにおける流行，重篤な脳炎患者の発生が顕著である．アメリカなどと往来の多い日本でも一旦この病気が発生すると広範囲に拡がる可能性があり，新興感染症・輸入感染症として注意が必要な疾患である．2005年10月3日に，アメリカから帰国した30代の男性がウエストナイルウイルスに感染していたと厚生労働省から発表があり，国内で初めてのウエストナイル熱患者が確認されている．（http://www.mhlw.go.jp/houdou/2005/10/h1003-2.html）．

2）原因微生物

ウエストナイル熱の原因であるウエストナイルウイルスは，アルボウイルス感染症の一つで，日本脳炎ウイルスや黄熱病ウイルスと同じフラビウイルス科のウイルスである．ウエストナイルウイルスは，種々の蚊から感染し，伝播する．自然界では蚊，鳥（渡り鳥やカラスなど）とヒトが宿主となる．しかし，ヒトからヒトへ直接感染することはなく，蚊の媒介が必要である．アジアではコガタアカイエカが主要な媒介蚊である．ヒトは終宿主であり，低レベルのウイルス血症が認められる．フラビウイルスの中でも，とくに日本脳炎ウイルス，セントルイス脳炎ウイルス，マレー渓谷脳炎ウイルス，クンジンウイルスと相同性が高く，抗原的に交差反応を示す日本脳炎血清型群（Japanese encephalitis serocomplex）に分類されることは前項でも述べた通りである．ウイルスを媒介する蚊はおもにイエカとヤブカの仲間であるが，日本では，日本脳炎ウイルスを媒介するアカイエカやヒトスジシマカなどによる感染があると考えられている．

3）臨床症状・治療・予防法

潜伏期間は3～15日である．ただし，ウエストナイルウイルスが混入した血液を輸血された患者が，輸血の2日後に発病した症例がCDCから報告されており，直接血液中にウイルスが入った場合は，発症までの期間は短くなる．

臨床症状としては，多くは不顕性感染におわるが，発症した場合，通常型は急激な熱性疾患として発症し，頭痛，背部痛，めまい，発汗，時に猩紅熱（しょうこうねつ）様発疹（約半数の症例で認められる），リンパ節腫大，口内炎を合併する．患者は第3～7病日に解熱し，短期間に回復する．発熱は二峰性を示すこともある．脳炎型は重篤で高齢者によくみられる．中央アフリカでは劇症肝炎を併発した症例が報告されており，また心筋炎や膵炎を併発した症例もある．臨床検査所見は，白血球減少，脳炎患者の髄液では細胞増加とタンパク質上昇が認められる．治療法は，対症療法である．ウイルスは発症初期の血液から分離されることが多い．

4）実験室内診断

患者の急性期の血清からウイルスを分離するか，RT-PCR法によりウイルス遺伝子（RNA）を検出する．確定診断のためには，血清診断よりもウイルス分離の方が信頼性が高い．

IgG抗体は日本脳炎ウイルスなどの他のフラビウイルスに対して交差反応を示すので注意を要する．IgM捕捉ELISA法により特異的IgM抗体を検出することで診断可能である．ただし，日本脳炎とウエストナイルウイルスはきわめて近い抗原性を示すため，症例によっては中和抗体価で判定する必要が生じる場合がある．

狂犬病

1）狂犬病の発生事例

1956年以後，日本国内での狂犬病患者はいない．狂犬病を新興・再興感染症の項目として取り上げることを疑問に思う方もおられるであろう．しかし，2006年に2名の日本人がフィリピンへの旅行中にイヌに咬まれて帰国後に発症した事例がある．これをさかのぼること35年前の1970年にも，ネパールを旅行中にイヌに咬まれて帰国後に狂犬病を発病した輸入症例が1例ある．日本やイギリス，ニュージーランドなど，ごく一部の国を除けば狂犬病はいまだ世界中のどの国でもみられる感染症である．海外旅行をする日本人が増え，また，ペットとしてイヌなどの小動物を飼う人も多い．よく街で見かける風景として，散歩中の他人のイヌを「かわいい」などといって，抱き上げたりする人もいる．予防接種を受けている日本のイヌでは問題のない光景であるが，外国でそのようなことをして，もしイヌに咬まれることでもあれば，狂犬病に罹るおそれがある．

狂犬病は非常に致死性が高い疾患である．イヌ，ネコ，コウモリ，キツネ，ウシなどの動物の咬傷により感染する．この疾患は神経系を侵し，麻痺，不安，幻覚などの症状を引きおこす．狂犬病予防法が制定される1950年以前，日本国内では多くのイヌが狂犬病と診断され，ヒトも狂犬病に感染して死亡していた．このような状況のなかで狂犬病予防法が施行され，飼いイヌの登録，予防注射，野犬などの抑留が徹底されるようになり，わずか7年という短期間のうちに狂犬病を撲滅するに至った．この事例をみても，イヌの登録や予防注射が狂犬病予防にいかに重要な役割を果たしてきたかが理解できる.

2)原因微生物

狂犬病は,RNA型ウイルスであるラブドウイルス科リッサウイルス属の狂犬病ウイルス(rabies virus)を病原体とする.ウイルスに感染しているイヌに咬まれることで感染すると思われるが,イヌのみではなく,コウモリやリス,ハムスターなどの齧歯類による咬傷からも感染するといわれている.

狂犬病は,日本国内での発病がみられないとはいえ,先に述べたように海外でイヌに咬まれて発病した輸入例はみられる.ヒトからヒトへの感染は通常みられないために,このような患者の輸入症例から国内に狂犬病が拡がることはない.しかしながら,日本の周辺国を含む世界のほとんどの地域で依然として発生しており,ウイルスを媒介する動物が侵入する可能性はつねに考えられることから,万一の侵入に備えた対策が重要である.日本に狂犬病が再上陸する可能性としては,外国船の入港時に船内で飼育しているペットの一時的な上陸(輸入の意志のない「散歩」などの場合,検疫あるいは税関関連の法令の適応外

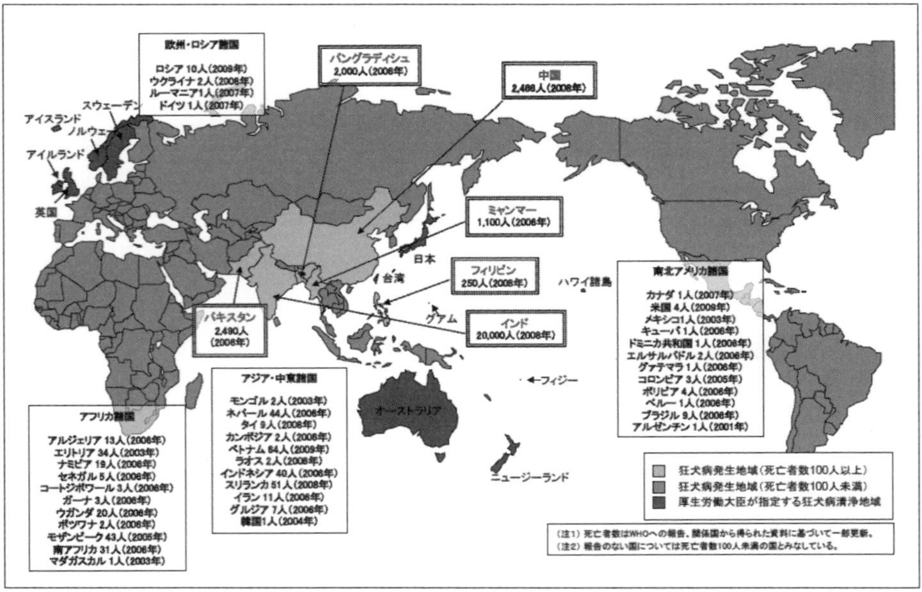

図1-8●狂犬病の発生状況(厚生労働省,2011年4月)

となる）の際に，港湾に放浪している野犬と接触してウイルスが伝播し，国内に拡がっていくことがあるかもしれない．また，輸入検疫対象外の小型齧歯類やほ乳類の輸入，あるいは密輸などに伴う感染動物によるウイルスの持ち込みなどが考えられる．万一にも狂犬病が国内で発生した場合には，発生の拡大とまん延の防止を素早く図ることが非常に重要となる．そのためには，イヌの飼い主が狂犬病に関する正しい知識を持ち，飼いイヌの登録と予防注射を確実に行うことが必要である．

3）狂犬病の予防，治療

狂犬病を発症すればほぼ100％死亡する．そのため，ウイルスに感染したら，狂犬病発症予防の適切な処置をしなければならない．具体的にはワクチンの接種である．ワクチンを最初に接種した日から3，7，14，28，90日の最大6回の接種が必要となる．狂犬病ウイルスは比較的弱いウイルスである．そのため，海外で動物に咬まれたらすぐに消毒することが大切である．まず咬傷部分を石鹸水で洗い，アルコール（エタノール）で消毒する．これだけでも，かなりの狂犬病ウイルスが死滅することが期待される．なお，WHOは最初のワクチン接種に加えて抗狂犬病ヒト免疫グロブリン（HRIG）の接種を勧めているが，日本では未承認であるため入手困難である．

Column 狂犬病からの生還

狂犬病はもっとも古くから恐れられてきた病気のひとつであり，発展途上国ではいまだに多く発生している．狂犬病に感染，発症した人は，重度の脳症と全身性の不全麻痺をおこして，ほぼ全員が死亡するといわれている．脳がやられ，不安や恐怖感，痙攣が生じて，飲食しようとすると喉が痙攣をおこし，やがて麻痺がおきる．ワクチンによって病気の進行を防ぐことは可能だが，狂犬病の動物に咬まれた後すぐに接種しないと効果がないと考えられていた．発症後に死を免れた患者は，2007年までに5例報告されていたが，これらの患者はすべて発症前にワクチン接種を受けていた．しかし，これらの症例とは別に，ワクチンの接種なしに生き長らえた世界初の患者として，アメリカ合衆国の15歳の少女の症例が報告されている「A Cure for Rabies? (Scientific American April 2007)：Rodney E. Willoughby, Jr.」

2004年にミルウォーキー州のウィスコンシン小児病院の医師団は，コウモリに咬まれて狂犬病を発症した15歳の女子高生を昏睡状態に誘導したうえ，狂犬病ウイルスを抑える薬や脳を保護する薬を投与することで，発症から4ヵ月後，学校の授業にも参加できるまでに回復することに成功した．この女子高生は，ワクチン接種なしで狂犬病から生還した最初の患者となった．この患者に施された治療法は「ミルウォーキー・プロトコル(Milwaukee protocol)」とよばれ，専門家の間に論議を巻きおこしているが，治療にあたった医師たちはこの治療法の正当性を期待している．

ミルウォーキー・プロトコルの背景になったのは，狂犬病研究の専門家たちが30年近く前から指摘してきた謎であった．狂犬病患者は脳に何の障害も生じていないように見えるにもかかわらず，死亡する．また，数週間の手厚い看護の末に亡くなった患者の体内には，もはや狂犬病ウイルスはみられない．人体の免疫系は時間をかければウイルスを一掃できるが，この作用が遅すぎて，救命には到らないのではないか．これらの事実から，医師団が考えだした戦略として，薬剤を注意深く投与して患者の意識を長期にわたって失わせれば，脳での望ましくない働きが抑えられ，身体への悪影響が出るのを抑止でき，免疫系が働き出すまで患者を生かしておける可能性を期待した.

この治療法が成功し，患者は医師団が予想していたよりも数ヵ月も早く退院するまでに回復したという．この，2004年のウィスコンシン州での少女が狂犬病の発症後に回復した症例は，狂犬病の発症後に回復した6番目の症例であり，ワクチン接種なしで回復した最初の生存例でもある．この際に行われたミルウォーキー・プロトコルという治療法は期待されてはいるが，回復に至らず死亡した事例もあり，現在も研究途上である.

その後，この治療法により10歳のアメリカ人少女，また2008年10 月に，ブラジルの16歳の少年が回復した例がある「First Brazilian to be cured from rabies discharged from hospital.（2008年9月に狂犬病を発症しながら回復した16歳のブラジルの少年について）厚生労働省検疫所 - 海外感染症情報 2009年9月20日」．この少年は就寝中にコウモリに噛まれて，2008年9月に狂犬病を発症し，10月に入院してから100日以上を集中治療室で，ミルウォーキー・プロトコルにそった治療を受けた. その結果, 歩行困難と発語困難にであった状態から，ブラジル人として初めて狂犬病から回復した患者として，2009年9月18日に退院したという.

これまでに世界中で16人の患者にミルウォーキー・プロトコルが行われたが，治療成功例は3人だけある．狂犬病が死亡率100％の病から治癒可能な感染症になったと期待するのは早計であろう．しかし，これらの研究成果を詳細に検討することで，少なくとも治癒率を改善できる可能性が出てきたと考えられるであろう.

第2章 HIV感染症／エイズ

天然痘の撲滅宣言，その時にエイズがみつかった

医学の歴史は感染症との戦いの歴史であるともいえる．人類の出現以来数多くの感染症が発生し，人々を苦しめ死に追いやってきた．その中でも，天然痘の恐怖は人類歴史上最大のものの一つであろう．しかし，人類は医学の力をもって，この恐怖に打ち勝った．1960年代に史上最大の感染爆発（パンデミック）が発生したことを受け，世界保健機関（WHO）は「天然痘根絶計画」の実施を開始した．この計画は奏功し，1979（昭和54）年10月26日に根絶確認，1980（昭和55）年5月にWHOによる根絶宣言がなされ，人類に恐怖を与えていた天然痘は，この世から姿を消した．しかし，1つの感染症が地上から消えたときに，新しい別の感染症の恐怖が現れていたのである．

1980年になって，それまでは風土病とか熱帯病の一種と考えられていたカポジ肉腫という珍しい疾患が，アメリカの若い男性に突然，しかも疾患統計的に急激な患者数増加として認められた．カポジ肉腫を発症する男性はいずれも同性愛者であり，カポジ肉腫のほかにもカリニ肺炎やサイトメガロウイルス感染症を合併していることが多く，免疫不全状態にあることは明らかであった．翌1981年，カリフォルニア大学ロスアンジェルス校のゴットリーブ（M. S.Gottlieb）が男性同性愛者にみられた6例の重症免疫不全例を初めて報告し，この年の6月5日の，アメリカ疾病センター（CDC）の『疾病と死亡週報』（Morbiditiy and Mortality Weekly Report：MMWR）に最初の公式発表が

あった．エイズが初めて医学史の表舞台に登場することになったのである．その後，ニューヨークタイムズなどの大手のメディアをはじめ，マスコミにも取り上げられて患者数の急激な増加が知られた．また，患者は男性同姓者に限らず，静脈性麻薬常用者，血友病患者にも見られ，血液・体液を媒介した感染症であることが容易に予想された．1982年になって，CDC内覧用記録にエイズは「性的な接触で伝染するウイルス感染による」と断言．アメリカの疫学者たちは一種のブラックユーモアでエイズに感染しやすいグループを「4Hクラブ」（Homosexual, Heroin abusers, Haitian entrants, Hemophiliacs）とよぶなど，社会的な偏見の目でこの疾患がみられていた．

私は，1980年から1983年までの約3年間，アメリカ合衆国オレゴン州ポートランドにあるオレゴン大学医学部（現Oregon Health Science University）に留学しており，ブドウ球菌毒素による毒素性ショック症候群（Toxic Shock Syndrome:TSS）の原因毒素の精製と病態発現の解明に関する研究を行っていた．TSSは，1978年に初めて報告された，黄色ブドウ球菌が出す外毒素により発熱，紅斑，水疱，皮膚剥奪などの全身皮膚症状，ショックなどの臨床症状を示す死亡率の高い感染症である．発見当初，女性の生理用品であるタンポンを長時間交換せずに使用することで，膣内に増殖した細菌が原因で発症した患者が多くみられたため，「タンポン症候群」などと揶揄する者もいた．

当時は，TSSやエイズ患者に対する配慮が少なく，こうした病気をブラックジョークとして扱うことが多かったように思う．私が留学した大学のウェパー（Kirk Wuepper）教授は，以前からブドウ球菌が産生する表皮剥奪毒素の研究をしており，研究室にTSS患者から分離されたブドウ球菌があったことから，そのような研究をすることになった．怖い細菌感染症があるものだなどと思いながら，実験を行っていた．ちょうどその時期に，ニューヨークやロサンゼルスでエイズが発生したのである．私のアメリカ滞在期間に，女性ではTSS，男性同性愛者ではエイズという病気に出会ったことになる．大学のエレベータの壁に，「ホモセックスするとQ熱になるぞ」との張り紙があったことを覚えている．日本ではもちろんであるが，アメリカでも当時はまだ同性愛者に対する偏見は大きかった．この張り紙に書かれたQ熱は，リケッチア感染症でエイズとは関係ない．しかし，同性愛者の中で，何か不思議（不明）な疾患がおきているという初期の情報の中で，このような偏見を含むジョークが書かれたのであろう．

テレビや映画でも，同性愛をテーマにしたドラマがあった．記憶に残っているのは，1982年のアーサー・ヒラー監督，マイケル・オントキーン，ケイト・ジャクソン出演の『Making Love』(Twentieth Century Fox)である．アーサー・ヒラー監督は，1970年に公開された『Love Story(ある愛の詩)』の監督で，この作品はアカデミー賞にもノミネートされた超有名なハリウッド映画である．主演のケイト・ジャクソンは当時の人気テレビドラマ『チャーリーズ・エンジェル』の女性探偵役であり，ファンであった私は，内容も知らないままにケイト・ジャクソンのポスター写真を見て，普通の恋愛ドラマを想像して映画館に入った．しかし，その内容は衝撃的であった．平穏な結婚生活を送っていた若い医師である夫が，一人の男性患者との出会いをきっかけにゲイに目覚めていくという，男性同性愛をテーマにしたヒューマンドラマであった．夫に「僕はゲイだ」と告白された時の妻のとまどい．シングルバーやベッドの中で，男同士が親密に愛を告白するシーンに違和感を感じながら観た記憶がある．そのような時代であったから，男性同性愛者間にみられた不思議な疾患に偏見をこめて，ゲイ炎，ゲイガン，ゲイ関連免疫不全，ゲイ巻き添え症候群などとよばれていた．しかし，このようなドラマを通じて，人々は同性愛者の存在を知り，彼らの行動を理解し，また，エイズが決して社会に背いた行為の結果ではなく，新しく発見された一疾患であることが認められていったのであろう．

男性同性愛者が，特殊な存在ではないということを知らしめることになったきっかけとして，ハリウッドスターのロック・ハドソンの事例が上げられる．彼は，ハリウッド屈指の二枚目俳優としての地位を確立し，数多くのハリウッド映画に出演していた．大柄の美男子で，まさに理想的な強いアメリカ男性像として，存在感抜群の俳優であった．その彼が，1985年にエイズに感染していること，同性愛者であることを公表し，治療のためにフランスへ渡ったが，同年に他界した．著名人としては世界で最初のエイズで死亡した患者となり，エイズに対する人々の関心が大きくなっていった．その後，映画スターやロックバンド歌手，芸術家などの著名人が，同性愛者でエイズ患者であることをカミングアウトすることが続き，同性愛行為が社会的に認知されることになった．

エイズウイルスの発見

エイズ患者が見つかった当初から，この疾患の根底には著しい免疫低下があるとして，CDCはacquired immune deficiency syndromeと命名し，その頭文字を取り，AIDSの略号が使用され始めた．患者は男性同性愛者に限ることなく，濃縮血液第Ⅷ因子製剤によるエイズ感染例を発表したことにより，エイズがウイルスによる感染症であると考えられた．1983年には，CDCがエイズを定義し，WHOもこれを採用した．世界中のウイルス学者は，エイズの免疫不全を引きおこす原因ウイルスをつかまえようと，激しいウイルスハンティング競争がわきおこった．

まず最初にウイルス分離に成功したのが，フランスのパスツール研究所(Pasteur Institute)のモンタニエ(Luc Montagnier)とバレシヌシ(Françoisé Barré-Sinoussi)である．彼らは，エイズ患者の腫脹したリンパ節から，RNAを遺伝子とするレトロウイルスを分離し，lymphadenopathy-associated virus(LAV)と名付けた．翌1984年にNIH(アメリカ合衆国予防衛生研究所)のギャロ(Robart Gallo)らがエイズの原因ウイルスとしてHTLV-Ⅲ(human T cell lymphotropic virus-Ⅲ)を分離した．続けて，カリフォルニア大学のレビィー(J.Levy)達もエイズの原因ウイルスとしてARV(AIDS associated retrovirus)を分離した．さらに，NIHがELISA法によるエイズ抗体検査の特許を申請(1985年に認可)し，エイズの原因ウイルスとして，LAV，HTLV-Ⅲ，ARVの病因論的役割が認められることになった．その後も，各国でエイズウイルスの分離がなされ，また，原因ウイルスが同定されたことで，エイズの診断が容易になった．そのような状況の中で，誰がエイズウイルスの第一発見者であるかという，アメリカとフランスの政界を巻き込む大騒動が発生していた．

エイズウイルス発見者騒動の背景

騒動の発端は1984年4月23日，アメリカ合衆国厚生省(保健省)の発表であった．厚生省は，傘下のNIHのギャロがエイズウイルス（HTLV-Ⅲ）を発見，分離し，ワクチン開発が可能になったと発表した．この発表に驚いたのは1983年1月に，エイズウイルス分離に成功していたパスツール研究所のモンタニエらである．すでに1983年5月20日のアメリカ科学雑誌Scienceにこのウイルスに関する論文を発表し，ウイルスはLAVと名付けられていた．モンタニエらフランス側は直ちに抗議声明を出し，HTLV-Ⅲは，モンタニエが論文発表する前に，ギャロにサンプルとして提供したウイルスが盗まれたものであり，LAVと同じウイルスであると，権利保全の法的措置をとった．1985年，LAVとHTLV-Ⅲの遺伝子塩基配列がほとんど同じであることが判明して，議論は紛糾し，最後は両国の最高指導者同士の話し合いに持ち込まれた．1987年にシラク，レーガン両大統領は，両者の権利を認め，双方で特許料等を折半するという政治的な決着を行うことで，エイズウイルスの第1発見者をめぐる論争を収めようとした．これが「エイズ疑惑論争」である．長期にわたる対立の継続は，エイズ治療薬などの特許が絡み，治療薬の発売を遅れさせることにもなり，それを防ぐための政治的判断であったろう．しかしながら，このような医学的な研究成果に関する論争に，両国の大統領同士による政治的解決が関わったということは，歴史上最初のことである．

この前年の1986年10月に，パスツール研究所で『Retroviruses of human A.I.D.S. and related animal diseases』という会議が開催され，世界の著名なウイルス学者が集まった．筆者も参加したのであるが，ポリオワクチン開発者であるソーク（J. Salk）も招待されており，モンタニエとギャロと一緒に仲良く談話している写真が会報にみられる．翌年にエイズ論争解決を控えての，仲直りであったのだろうか．さらに，この会議でギャロが発表したことは，エイズの発症を促進する因子として新しいヘルペスウイルスを発見したということであった．このウイルスは，後に大阪大学の山西らによって解明されたHHV-6である．HHV-6およびHHV-7はほとんどの人が乳幼児期に感染する突発性発疹の原因ウイルスで，そのまま潜伏感染となり，たまたまHIV感染者で免疫不全に伴って，HHV-6ウイルス遺伝子が再活性化したものであったろう．

1986年に，ウイルス分類国際委員会は，エイズの原因ウイルスをhuman immunodeficiensy virus（HIV）と統一命名し，それまでのLAV，HTLV-Ⅲ，

ARV の名前は HIV の一分離株名として使用されることとなった．その年，西アフリカに由来する比較的病原性の弱いウイルス LAV-2が報告されたが，遺伝子解析の結果，従来の HIV とは異なるため HIV-2と命名され，これまでの HIV を HIV-1とした．それゆえ，HIV のタイプは HIV-1と HIV-2の2つが存在することとなった．また，モンタニエとギャロの両者が共にウイルスの最初の発見者であるとした政治的決着も，2008年にモンタニエとバレシヌシの2人がエイズウイルスの発見者としてノーベル医学・生理学賞を授与されたことで，科学的な決着が下されたことになった．

HIV

HIVは，エンベロープを持つ，プラス鎖のRNA型ウイルスであるレトロウイルス科レンチウイルス属に属するウイルスである．逆転写酵素をもち，感染細胞内でRNA遺伝子をDNA（プロウイルスDNA）へと逆転写し，核内へ侵入して感染細胞染色体DNAに組み込まれるという，特徴的な感染様式をとる．先に述べたように，HIV-1とHIV-2の2つが存在する．

HIVの起源は，霊長類を自然宿主とするサル免疫不全ウイルス（simian immunodeficiency virus：SIV）が，突然変異によってヒトへの感染性を獲得し，HIVに進化したと考えられている．最初はアフリカ中部の風土病として発生したものが，アフリカからアメリカ，ヨーロッパ諸国への移民などによ

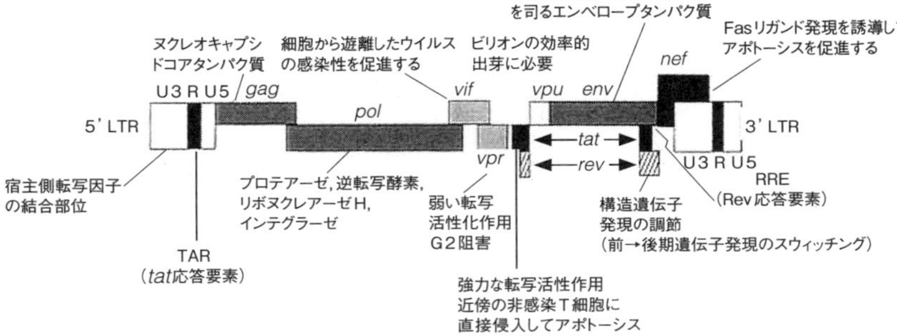

図2-1● HIVの遺伝子構造

り拡がっていった．エイズが慢性疾患であることから，未発症の感染者が知らないうちに近代社会に入りこみ，そこで感染源となっていったと考えられる．アメリカでの発生を中心に広く世界に蔓延しているのがHIV-1である．HIV-2の流行は，セネガルやガーナなどの西アフリカと，それらの国と関連するいくつかのヨーロッパおよびアジア諸国に限定しており，感染者数もHIV-1より格段に少ない．基本的な遺伝子の構造は，構造タンパク質をコードする*gag*，*pol*，*env*遺伝子と*tat*，*rev*，*nef*などの調節遺伝子からなり，HIV-1，HIV-2ともほぼ同じであるが，その塩基配列の相同性は60％程度と低い．調節遺伝子がコードするタンパク質の役割は，Tatタンパク質は転写活性分子で，感染細胞のHIVのウイルス転写量を増加させると同時に感染細胞から分泌され，近傍の非感染T細胞に直接侵入し細胞死(アポトーシス)を引きおこし，HIV感染症の免疫不全進行に深く関わっている．Revタンパク質は，ウイルスmRNAの核膜腔を介して細胞質内(もしくは小胞体)への移行および翻訳を促進し，構造タンパク質の発現調節をする因子である．Nefタンパク質は感染細胞における感染細胞におけるFasリガンドの発現を誘導することでアポトーシスを促進する．HIVは宿主の転写因子によって宿主細胞を活性化することでウイルス遺伝子を発現して，ウイルスの複製を行う．

エイズ治療薬の開発

1）ヌクレオシド系逆転写酵素阻害薬(NRTI)

1970年代までのウイルス学研究をみてみると，電子顕微鏡による形態学や細胞培養法やワクチン開発が中心であった．ウイルスが増殖するためには，細胞に感染し，感染細胞の生化学的な助けがなくては，生き延びることができない．そのために，ウイルスの増殖のみを抑制して，細胞の生存には影響を与えない，すなわち選択毒性が高い抗ウイルス薬の開発は非常に困難なことと考えられていた．しかし，エイズという病気が登場し，その原因微生物がHIVというウイルスであることが判明するや，多くのウイルス研究者たちは，HIVの増殖を阻止する薬の開発に挑戦するようになった．HIVはレトロウイルスである．RNAを遺伝子にもち，逆転写酵素をもつ，非常に変わったタイプのウイルスである．感染細胞の遺伝子はDNAである．レトロウイルスは，感染して細胞の中に侵入すると，自身のRNA遺伝子を，一緒に持ち込んだ逆転写酵素を使ってDNAに変換(逆転写)する．そして，この逆転写されたDNA(プロウイルスDNA)が，感染細胞の核内に移動して，細胞の染色体DNAに組み込まれる．このような逆転写というステップは，ヒトの細胞増殖には関わりがない．しかし，レトロウイルスの増殖には絶対に必要なステップである．それならば，このステップを阻止する物質を用いた薬剤を開発すればよい．当然，多くの研究者はそう考えたはずである．

逆転写酵素は，1970年代はじめに，ハワード・テミン(Howard Martin Temin)とデビッド・ボルティモア(David Baltimore)により発見されており，彼らはその業績で1975年にノーベル医学・生理学賞を受賞している．HIVが発見されるまでの10数年間に，逆転写酵素を阻害する物質はいくつか知られていた．その1つにシャーガス病(アフリカ睡眠病)というトリパノソーマ感染症の治療薬であるスラミンがあった．いち早く，スラミンの抗HIV効果が試験管内の実験で確認され，アメリカ科学雑誌Scienceに掲載されたが，ヒトでのエイズ治療薬とまでは至らなかった．抗がん薬として知られている，ドキソルビシン(アドリアマイシン)などにも逆転写酵素阻害活性があることが知られていたが，細胞毒性も強く，試験管内実験でも高い選択毒性は得られなかった．しかし，HIV発見のわずか2年後の1985年に1つの飛躍的な発見があった．AZT(ジドブジン)の抗HIV活性である．先のスラミンもAZTの抗HIV活性の発見も，NIHのサムエル・ブローダー(Samuel Broder)，満屋裕明(現，熊本大学医学部内科教授)とHIVの発見者であるギャロたちのグループである．AZTは，化学名が3′-azido-3′-deoxythymidineであり，1970年代に抗がん薬として開発された薬であったが，臨床試験の結果が不調で実用化していなかったものである．化学名からわかるように，DNAの構成成分である核酸の類似体(アナログ)である．AZTは，細胞の酵素でリン酸化されて細胞内に取り込まれ，レトロウイルスの遺伝子の複製に必須である逆転写酵素活性を拮抗的に阻害する．すなわち，ウイルスRNA遺伝子を鋳型としたDNA合成課程で，本来の3リン酸化ヌクレオチドの代わりにDNAに競合的に取り込まれることでプロウイルスDNA鎖の伸長反応を停止させる(チェーンターミネーター)として作用する．ヒトの細胞の増殖や代謝にはおそらく逆転写酵素は必要がないので，AZTは，HIVの増殖を選択的に阻害することが考えられる．AZTの抗HIV活性の発見に引き続いて，ddI（ジダノシン），ddC（ザルシタビン）などのジデオキシヌクレオシドの抗HIV活性が，満屋らによって報告された．

1985年春から，私は山口大学医学部の山本直樹教授（現，シンガポール大学医学部教授）のもとでウイルスの研究を始めていた．当時，山本研究室では，ヒトT細胞白血病ウイルス1（HTLV-1）に持続感染したT細胞株であるMT-4細胞がHIVに易感染性で，急激に細胞傷害を受けて死滅することを発見していた．このMT-4細胞をHIVの感染標的細胞とする実験系を用いて，ウイルスの定量や抗ウイルス物質の評価をすることを目的にプラーク測定法などを確立したところであった．ちなみに，1985年に国内で最初にHIV感染者からウイルス分離に成功したのも山本研究室である．

AZTの抗HIV活性が報告されてすぐに，私もMT-4細胞を使用した実験系でその活性を確認した．そして，これが逆転写酵素活性を特異的に阻害しているのなら，ウイルス吸着から細胞内に侵入したウイルスの逆転写が始まるまでと，その後に薬剤を加えた場合には阻害効果が違うはずだと考え，薬剤添加のタイミングを変化させながら，抗ウイルス活性を検討した．もちろん，実験結果は予想した通りであり，感染前の細胞に薬剤前処理をして薬剤を洗い落とした場合や，感染後12時間後の逆転写酵素が作用した後に薬剤を加えた場合には，まったく阻害効果がみられず，その間の時間帯では，添加するタイミングに対応して抗ウイルス活性がみられた．さっそく，このことを専門誌に報告し，MT-4細胞を使用することで簡便に，短時間で抗HIV活性をもつ物質の検討ができることを公表した（Antimicrob. Agents Chemother., 30; 933-937, 1986）．さらに，北海道大学薬学部の上田亨教授，松田彰助教授（現，教授）らとの共同研究で，数百種類の核酸アナログの抗HIV活性を調べた．その結果，デオキシリボースの2′と3′のOH基がジデオキシで2重結合となったシチジンとチミジン，すなわちd4Cとd4T（サニルブジン）に強力な抗HIV活性があることを発見した（Antimicrob. Agents Chemother., 31; 907-910, 1987）．このd4Tの抗HIV活性は，私たちのグループの他に，ほぼ同時にアメリカ，エール大学のプルソフ（William Purusoff），ベルギー，ルーバン・カトリック大学のデ・クラーク（Eric De Clercq）が報告した．私たちは，このときの実験でも当然MT-4細胞を感染標的細胞として使用した．MT-4細胞では，シチジンよりチミジン系の薬物のリン酸化効率が高く，ddCやd4Cよりもd4TやAZTの方がはるかに高い抗ウイルス活性がみられた．このことが，アメリカやヨーロッパの他の抗HIV活性を調べているグループからのクレームとなった．さらに，MT-4細胞にはマイコプラズマが感染しているのではないか．それゆえ，薬剤による抗ウイルス活性に違いがあるのではないかなど,論文を提出するたびに査読者からの厳しい評価が続いた．しかし,後になって活性化したリンパ球細胞と静止期にあるリンパ球細胞やマクロファージなど，細胞の状況に応じて薬物の有効性は異なり，MT-4細胞は活性期にある末梢リンパ球細胞での薬物動態をよく反映していることがわかった．それゆえ，細胞コンパートメント毎に有効な薬物に違いがあり，現在行われているHIV治療法（HAART：highly active anti-retroviral therapy）でも，チミジン系（AZT，d4Tなど）とそれ以外（ddC，3TCなど）の2種類の核酸系逆転写を併用することとされている．

AZTの臨床試験が，1985年7月からアメリカ合衆国の医療センターで行われ，翌年9月にはAZTがエイズ患者の生存期間や日常生活レベルを改善するとの結論が出された．そして1987年に，最初の抗HIV薬/エイズ治療薬としてアメリカで臨床使用の認可がされ，同年，日本でも臨床使用が可能となった．その後，ddC，ddI，d4T，ABC（アバカビル）などの核酸系逆転写酵素薬がエイズ治療薬として認可された．さらに，内服を容易にするために，投与量や服用回数を少なくした薬剤や AZTと3TCの合剤も臨床使用が承認された．現在，この種類の薬剤はAZTやddCなど早期から臨床使用されている薬剤に対して耐性となったウイルスに交差耐性をもたない薬剤開発へと進んでいる．

2004年に認可されたTDF（テノホビル）は他のNRTIとは一線を画す特徴をもっている．TDFは2′-deoxyriboseがacyclic nucleoside phosphonate（ANP）に置換された構造をもつ．ANP構造をもった抗ウイルス薬の歴史は意外と古く，1980年代後半にはすでにヘルペスウイルス属のEBウイルスに対する阻害効果が確認されている．その後，この構造をもつ類縁化合物として[R]-9-[2-phosphonyl-methoxypropyl] adenine（PMPA）が，レトロウイルスとヘルペスウイルスに作用する化合物として発見された．PMPAはサルの免疫不全ウイルス（SIV）を用いた*in vitro* 実験で，注射投薬した場合に優れた阻害効果を示したが，経口吸収性が低いことが問題であった．その後，経口吸収性が大幅に改善されたプロドラッグbis (isopropyloxycarbonyloxy-methyl) -PMPA (bis[POC]-PMPA) が完成し，TDFが登場した．TDFは他のNRTIとは異なる次のような特徴を持っている．

1) ヌクレオチダーゼ，あるいはエステラーゼ等により分解されず，生体内において長時間安定した血中濃度を維持することが可能である．
2) ヌクレオシド輸送阻害薬であるdipyridamoleで細胞内取り込みが阻害されないことから，TDFは他のNRTIとは異なり，nucleoside carrier pathwayとは違うルートで細胞内に取り込まれることが推測される．
3) すでにリン酸が1つ付与された構造をしており（TDFは正確にはnucleotide analogueである），他のNRTIでは薬理効果発現するための最初のリン酸化反応をスキップして，2リン酸の付与だけで阻害活性を呈する．
4) AZT耐性とは交差耐性をもたない．TDFで誘導される耐性変異K65Rは，AZT耐性変異T215Yと基本的に排他的な関係にある．このことからTDFは初回治療の薬剤としてだけでなく，AZT耐性獲得症例のサルヴェージ療法の切り札としても使用されている．

2005年に，3TCのフッ素化誘導体であるFTC（エムトリシタビン）の臨床使用が承認され，成人はエムトリシタビンとして1回200mgを1日1回の経口服用が可能となった．さらに，TDFとFTCの合剤であるツルバタ（TVD）も承認された．TVDは，3TCとFTCに対する耐性変異であるM184V変異をもつ耐性ウイルスに対しても一定の効果が期待できる．さらに，NRTIの長期服用時に問題となる脂質代謝への影響が少ない．1日1回1錠であり，服用が簡便である．薬の吸収や効果に対して食事の影響をほとんど受けないなどの特徴がある．現在では，TVD（TDF＋FTC）と以下に述べるNNRTIまたはプロテアーゼ阻害薬とを併用したHAART療法が推奨されている．

2)非ヌクレオシド系逆転写酵素阻害薬（NNRTI）

核酸系逆転写酵素阻害薬以外にも，逆転写のステップを阻止する薬剤があり，その構造の違いから非核酸系逆転写酵素阻害剤（NNRTI：non-nucleoside reverse transcriptase inhibitor）とよばれている．現在わが国では，ネビラピン（NVP），エファビレンツ（EFV），デラビルジン（DLV），エトラビリン（ETR）の４薬剤が認可されている．

NNRTIの構造は，NRTIとはまったく異なる構造をしており，逆転写酵素の阻害機序も大きく異なっており，逆転写酵素の活性中心部近傍に直接結合して，酵素活性を失活させてしまう．NVP，EFV，DLVは構造式ではかなり異なっているが，結合した状態では類似しており，蝶がはねを広げたような形にたとえられている．結合した形状が類似していることは，薬剤間の交差耐性が著しいことを意味している．

この3つのNNRTIはその結合形式から大きく次の２つのタイプに分けることができる．

1）Tight-binding inhibitor：RTに結合すると外れない薬剤であり，EFVがこれに該当する．Tight-binding inhibitorは，HIV-1の感染予防に用いる薬剤としての使用が検討されている．

2）Rapid equilibrium inhibitor：可逆的にRTに結合しており，RTと薬剤が結合している側に極端に平衡が偏っているために抗HIV効果を呈する．NVPとDLVがこのタイプになる．

NNRTIは，特異的に逆転写酵素活性を阻止する有効なエイズ治療薬であるが，現在使用されているNNRTIはHIV-1にしか有効でなく，HIV-2に対しては効果がない．また開発当初から，容易に薬剤耐性変異がおきやすいことが知られており，NNRTI単剤で使用することは禁忌である．

NNRTIも積極的な新薬開発が行われているが，既存薬との交差耐性を回避することが大きな課題であり，2009年１月に新たに承認されたのがエトラビリン（ETR）である．ETRは，既存の他のNNRTIと交差耐性を示さない．これは，ETRは柔軟な立体構造を持ち，NNRTIが結合する逆転写酵素内の疎水ポケットで複数の配置を取るため，耐性変異によるポケット内の構造の変化に対しても対応が可能となってNNRTI耐性株への感受性が維持されると考えられている．EFV，NVPに対する代表的な耐性アミノ酸変異にK103NやY181Cがあるが，ETRはこれらの変異を単独で有するHIV-1に対しても十分な抗ウイルス作用を示すことがわかっている．NNRTIも患者の内服が容易になるよう服用回数を減らした薬剤の開発も進んでいる．2011年5月に，アメリカ食品医薬品局(FDA)は，1日1回服用のNNRTIであるrilpivirineを承認した．世界的な医学雑誌であるLancetの2011年7月号に，「未治療のHIV-1感染者680人を対象に，rilpivirineのEFVに対する非劣性を96週の第3相無作為化二重盲検実薬対照試験で検討した結果，ウイルス学的反応率はrilpivirine群86%，EFV群82%であり，rilpivirineの非劣性を示し，血漿脂質レベルの増加も有意に低かった」(Lancet 2011;378:229-237)という記事がある．このように，少ない服用回数で，有効な抗HIV薬の臨床使用が可能となることで，治療法の選択肢も増えることになる．

表2-1●日本で承認されている抗HIV薬(2011年3月現在，承認時期順)

一般名	商品名	略称	承認時期
■ ヌクレオシド系逆転写酵素阻害薬(NRTI)			
ジドブジン	レトロビルカプセル	AZTまたはZDV	1987年 11月
ジダノシン	ヴァイデックスECカプセル	ddI	1992年 7月
ラミブジン	エピビル錠	3TC	1997年 2月
サニルブジン	ゼリットカプセル	d4T	1997年 7月
ジドブジンとラミブジンの合剤	コンビビル錠	AZT＋3TCまたはCBV	1999年 6月
アバカビル	ザイアジェン錠	ABC	1999年 9月
テノホビル	ビリアード錠	TDF	2004年 4月
アバカビルとラミブジンの合剤	エプジコム錠	ABC ＋3TCまたはEPZ	2005年 1月
エムトリシタビン	エムトリバカプセル	FTC	2005年 4月
エムトリシタビンとテノホビルの合剤	ツルバダ錠	TDF＋FTCまたはTVD	2005年 4月
■ 非ヌクレオシド系逆転写酵素阻害薬(NNRTI)			
ネビラピン	ビラミューン錠	NVP	1998年 12月
エファビレンツ	ストックリン錠	EFV	1999年 9月
デラビルジン	レスクリプター錠	DLV	2000年 5月
エトラビリン	インテレンス錠	ETR	2009年 1月
■ プロテアーゼ阻害薬(PI)			
インジナビル	クリキシバンカプセル	IDV	1997年 4月
サキナビル	インビラーゼカプセル／錠	SQV-HGC	1997年 9月
ネルフィナビル	ビラセプト錠	NFV	1998年 3月
リトナビル	ノービア錠／ソフトカプセル／リキッド	RTV	1999年 9月
ロピナビル(少量リトナビル含有)	カレトラ錠／リキッド	LPV/r	2000年 12月
アタザナビル	レイアタッツカプセル	ATV	2004年 1月
ホスアンプレナビル	レクシヴァ錠	FPV	2005年 1月
ダルナビル	プリジスタ錠(300mg)	DRV	2007年 11月
	プリジスタナイーブ錠(400mg)	DRV	2009年 8月
■ インテグラーゼ阻害薬(INI)			
ラルテグラビル	アイセントレス錠	RAL	2008年 6月
■ ウイルス侵入阻害薬			
マラビロク	シーエルセントリ錠	MVC	2009年 1月

3)プロテアーゼ阻害薬(PI)

HIVの複製課程において，感染細胞の染色体に組み込まれたプロウイルス

DNAが，RNAに転写されてウイルスタンパク質が合成される段階で，HIV由来のプロテアーゼがウイルス粒子の成熟に不可欠なことがわかり，その構造と生化学的な性質が明らかにされてきた．プロテアーゼとは，タンパク質のペプチド結合を加水分解する酵素の総称であり，タンパク質を代謝するあらゆる生物に見られる．その生理的意義はその分布同様，きわめて多岐にわたっており，ペプシン，トリプシン，キモトリプシンなどの消化管内に分泌されるプロテアーゼはタンパク質をアミノ酸に分解して栄養成分として吸収するのに寄与する．また，カテプシンなど細胞内プロテアーゼはタンパク質性老廃物の分解に働く．消化管や血液中での不活性型の前駆体から活性型酵素を生成するチモーゲン活性化反応，細胞内でのホルモン前駆体からのホルモン生成反応，生理活性ペプチドの分解による不活性化などもプロテアーゼの作用による．

HIVのウイルスタンパク質が作られるときには，まず最初に大きなタンパク質の鎖(前駆体タンパク質)が合成されて，これがHIV自身の遺伝子から読み込まれたプロテアーゼの働きで切断(プロセッシング)されて，ウイルス粒子を作るのに必要な成熟タンパク質に変わっていく．このとき働くHIVのプロテアーゼは，アミノ酸のチロシン(Tyr)あるいはフェニールアラニン(Phe)とプロリン(Pro)との結合間を基質として認識し，これを切断するというユニー

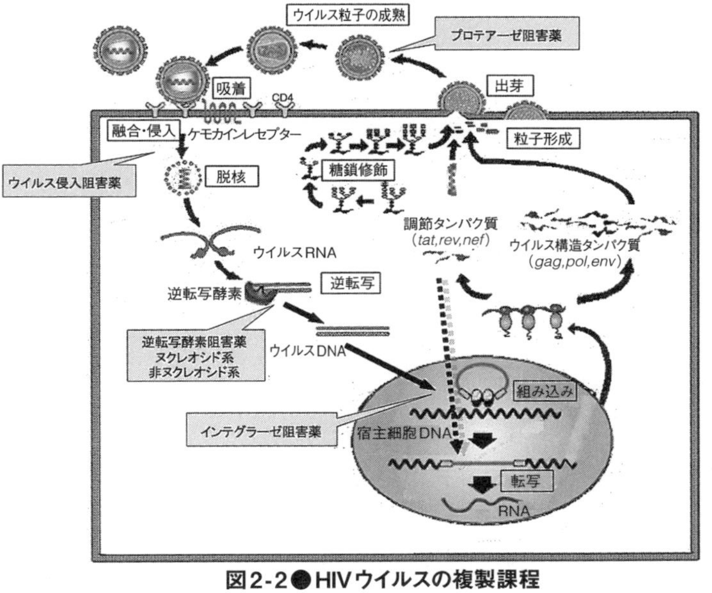

図2-2● HIVウイルスの複製課程

クなものである．すなわち，ヒトの身体の中に見られるプロテアーゼとは異なるアミノ酸の結合を認識して，その部分を切断していく．HIVのプロテアーゼは，ヒトの細胞を構成するタンパク質の切断には影響せず，HIVが感染性をもつウイルス粒子となるために必要なタンパク質の切断にのみ働きかけることになる．HIVのプロテアーゼが作用する基質に似せて，しかもプロテアーゼが切断することができないようなオリゴペプチドを合成して，HIVのプロテアーゼ活性を阻害する抗ウイルス薬が，プロテアーゼ阻害薬（PI：protease inhibitor）である．

プロテアーゼ阻害薬は1995年末に登場（わが国では，1997年にインジナビルが最初の認可）してからサキナビル（SQV），リトナビル（RTV），インジナビル（IDV），ネルフィナビル（NFV），ホスアンプレナビル（FPV），ロピナビル（LPV），アタザナビル（ATV），ダルナビル（DRV）の8種類が認可され使用されている．ここで注意しておきたいことは，PI系の抗ウイルス薬として開発されたリトナビルは，現在では抗HIVを期待するのではなく，サキナビルやインジナビル，アザタナビルと併用することで，これらの薬剤の有効性をたもったまま副作用を軽減する薬剤として使用されている．すなわち，リトナビルは肝臓にある薬物代謝酵素であるチトクロームP450 3A4（CYP3A4）と優先的に結合してしまうため，併用薬が代謝される速度が遅くなる．そのために，併用薬の血中濃度が単剤で使用したときに比べて高くなり，半減期が緩やかになる．このことを利用すれば，ピーク値を上げることなく，トラフ値を上昇させることができ，薬剤の使用量も減らせる．このことを，リトナビルによるブースト効果という．これにより，併用薬の使用量や服薬回数を減らす工夫がされている．

PT系の薬剤も，薬剤耐性プロファイルが異なり，服用回数が少ない新規薬剤の開発が進められている．

4）インテグラーゼ阻害薬（INI）

化学療法薬の開発において選択毒性を高めるには，攻撃の対象となる微生物に特異的であり，感染宿主細胞には影響のないような生化学的ステップや酵素をターゲットとすることが好都合である．その戦略として，レトロウイルスの逆転写酵素やプロテアーゼの阻害薬が開発されてきたが，さらにレトロウイルスのもつもう1つの特徴的な酵素として，インテグラーゼがある．

インテグラーゼは，逆転写されたHIVプロウイルスDNAの宿主細胞の遺伝子への「組み込み」を担う酵素であり，この酵素活性を阻害する薬剤がインテグラーゼ阻害薬（INI：integrase inhibitor）である．現在認可されているものにラルテグラビル（RAL）がある．

インテグラーゼの主な働きは，逆転写後のプロウイルスDNAの3′末端に存在するGとTを切断するプロセシング反応と，ウイルスゲノムに組み込む結合反応である．2000年にメルク（Merch）社の研究グループにより，diketo acid構造をもつ化合物が，インテグラーゼの組み込み活性を阻害することが初めて報告された．diketo acidは組み換え酵素活性に必須のMg^{2+}のキレートとして働くことにより酵素活性を失活させると考えられている．このとき報告された物質は，抗HIV効果を示したものの臨床治験までには至らなかった．その後，臨床使用に耐えうるように薬物代謝や毒性等の問題が解決され，2007年にアメリカにおいて世界初のインテグラーゼ阻害剤としてRALが認可された．日本での臨床使用承認は，翌年2008年6月である．

インテグラーゼ阻害薬には次のような特徴がある．①作用機序が違うため，従来の抗ウイルス薬が効かない場合や副作用で使えないときに投薬が可能である．②標準的治療法で効果不十分な場合でも，この薬を含めた多剤併用療法において有効性が示されている．③副作用が比較的少なく，他の抗HIV薬でしばしば問題となる脂質代謝異常をおこすこともないとされる．④おもにグルクロン酸抱合により代謝される．そのため，他の抗ウイルス薬に比べ相互作用をおこしにくく，飲み合わせの悪い薬がほとんどない．⑤肝臓のCYP3A4の代謝を受けないため，CYP3A4阻害効果を持つRTV（リトナビル）のブーストを必要とせずに，併用薬剤を一剤減らすことが可能である．

インテグラーゼ阻害薬においても，他の抗HIV薬でみられたのと同様に，薬剤耐性変異がおきてきている．現在RALに続いてelvitegravirが臨床試験に入っている．elvitegravirはキノロン系抗菌剤を修飾した構造を持ち，Mg^{2+}と結合することで，インテグラーゼの働きを阻害する．また，試験管内において多剤耐性HIV-1に対しても抗ウイルス活性が示され，他の抗レトロウイルス薬との相乗効果も確認されている．elvitegravirは，CYP3A4の代謝を受けるので，治療域まで血中濃度を上げるために低用量のRTVをブーストとして用いる必要がある．しかしながら，切れ味の鋭い抗HIV薬として期待される薬剤であろう．

5）ウイルス侵入阻害薬

ウイルスの細胞への感染の最初のステップは，ウイルス粒子が標的細胞膜のレセプターに結合（吸着）することである．HIVには「gp120」とよばれる糖タンパク質がエンベロープにあり，標的細胞膜のCD4分子に結合する．HIVが発見されて以来，多くの研究者はこの吸着段階を阻止する物質の開発に労を費やしてきた．gp120に対する抗体，CD4抗体，可溶性CD4，負の電荷を帯びた硫酸化糖などは，実験室内での感染モデルでは強い抗HIV活性を示したが，臨床試験の結果においては有効性が認められなかった．

1996年になって，HIVの感染にはgp120がCD4に結合した後に，コレセプターとして，ケモカイン（炎症性サイトカイン）レセプターであるCCR5やCXCR4が重要な働きをしていることが明らかになった．すなわち，gp120-CD4の結合後，立体構造の変化をおこしてケモカインレセプターと結合できる状態になる．さらにgp120に覆い被されていた，ウイルスエンベロープにアンカーされた糖タンパク質であるgp41のN末端に存在する疎水性のアミノ酸で形成されるフージョンペプチドが露出して，標的細胞の脂質二重膜に突き刺さる．引き続きgp41の細胞外に存在している2個のα-へリックス構造がお互いに反応することでヘアピン構造をとり，その結果ウイルスと標的細胞が近接して膜融合がおこり，ウイルスゲノムを感染細胞内に侵入させることができる．gp120は個々のウイルス株間で変異が激しいことが知られていたが，このgp120の第3番目の可変領域（V3領域）が主にその補助受容体の利用性ならびに細胞指向性を決定していることが明らかとなっている．

HIVは，Tリンパ球細胞に主として表出されるCXCR4を利用して細胞内に侵入するX4タイプ（CXCR4指向性HIV）と，休止状態のT細胞，マクロファージ細胞，樹状細胞やマイクログリア細胞に主として表出されているCCR5を利用して侵入するR5タイプ（CCR5指向性HIV）に分けることができる．感染早期はCCR5を介して侵入するR5タイプが主体であり，病期の進行と共にCXCR4を介して侵入するX4タイプHIVが主体となってくることが知られている．

CCR5やCXCR4が，HIV感染の成立に重要な役割をもつことが判明すると，これをターゲットとした薬剤の開発研究が数多くなされてきた．わが国で，2009年1月に承認されたマラビロク（MVC）は，HIVとCCR5との結合を阻害することでHIV侵入阻害作用を発揮する薬剤である．ただし，R5指向性HIVにのみ有効であり，X4指向性HIVには効果がないため事前にウイルスの指向性検査を行って使用する患者を選別する必要がある．

既存の抗HIV薬が，HIVの細胞内での増殖に関与する酵素の働きを抑えることで効果を発揮するのに対し，MVCはHIVの細胞内への侵入を阻害するため，逆転写阻害薬やプロテアーゼ阻害薬に耐性を獲得したHIVにも効果が期待できる．MVCは，肝薬物代謝酵素CYP3A4の基質であることから，CYP3A4阻害作用のあるプロテアーゼ阻害薬などとの併用では，本薬の血中濃度が上昇するおそれがあるため，用量を減量しなければならない．主な副作用としては，発疹，不眠症，便秘，腹痛，消化不良，味覚障害などが報告されている．

わが国では承認されていないが，HIV侵入阻害薬の中でも融合阻害薬とされるものに，エンフュヴァタイド（ENF，T20）がある．ENFは，HIVのgp41に結合することで，gp41の構造変化が停止して疎水領域が表に出ることができずに，HIVエンベロープと細胞膜との融合ができなくなる．ENFは36個のアミノ酸からなる合成ペプチドであり，経口服用は不可である．1回90mgの粉末を添付の蒸留水で溶解して12時間毎に皮下注射する．これは，ENFの半減期が3.8時間と短く，冷蔵庫保存が必要であり，1日2回の注射が必要とされているためである．ENFの適応は，既存のエイズ薬に対して耐性となったHIV感染症の場合となっているが，単剤では使用されない．エイズ治療薬の目的は，体内のHIV量を減少させ，免疫力を改善して日和見感染症や悪性腫瘍などの発症を改善，予防することである．さらに延命と生活の質（QOL）の改善を考慮すると，12時間毎の皮下注射しか投薬方法がないENFは，わが国での臨床使用の承認は難しいであろう．

6）HAART/ART

HAART療法とは，highly active anti-retroviral therapyの頭文字であり，直訳すれば「強力な抗HIV療法」という意味である．しかし，強力な治療法と

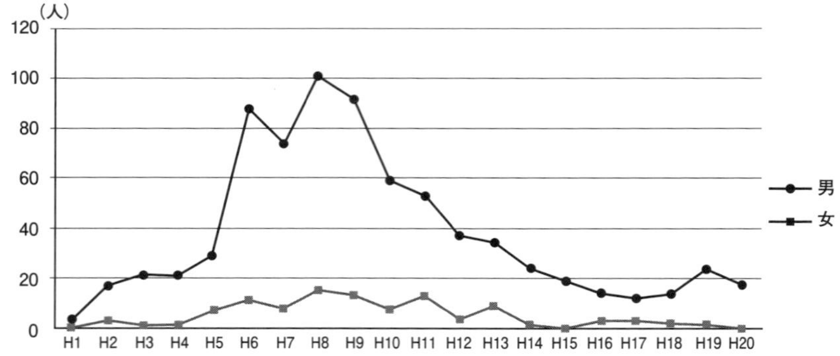

図2-3●1989年(平成元年)から2008年(平成20年)までのエイズ死亡者数(厚生労働省エイズ動向委員会報告)

いう堅いイメージより，heart：ハート(こころ)と語呂が似ており，エイズ患者に希望を与える治療法という，温かみを含ませた「抗HIV療法」をイメージしてよばれているのであろう．1996年にアメリカでプロテアーゼ阻害薬が認可されるまでは，エイズの治療薬としては核酸系逆転写酵素阻害薬だけしかなく，依然，エイズ死亡者数は増加の一途であった．それが，2種類の逆転写酵素阻害薬にプロテアーゼ阻害薬を加えた3剤併用療法が可能となったことから，エイズ死亡者数が激減することになった．この併用療法をHAARTとよんでいたが，最近は3剤併用が標準治療でありhighly activeという言葉を使う意味がなくなったので，ART(anti-retrovirus therapy)とよんでいる．

ARTが臨床現場に登場してから1990年代後期までは，AZTまたはd4Tのいずれかと，ddCまたは3TCのいずれか2剤のNRTIに，IDVやNFVなどのプロテアーゼ阻害薬を加えた3剤の医併用療法が行われていたが，この組み合わせでは，服薬量が20錠以上となり，服薬方法も食前，食後，時間を開けてなど複雑であった．現在のARTは，キードラッグ1剤と，バックボーンドラッグ2剤を組み合わせた3剤以上で投薬される．キードラッグは，プロテアーゼ阻害薬あるいは非核酸系逆転写酵素阻害薬が選択され，最新のHIV療法ガイドラインでは初回治療としてLPVとEFVが推奨されている．バックボーンドラッグとしては，核酸系逆転写酵素阻害薬2剤を併用し，初回治療としては，副作用の少ない3TC，FTCにAZTやTDFを組み合わせることがガイドラインでは推奨されている．抗HIV薬は，一度服用を始めると，生涯内服を続けることになるために，患者のアデヒアランスをよくするためにも服用量および服用回数を減らすことが重要であり，また，副作用の軽減のためにも薬剤の進歩と共に使用される薬剤が変化してきている．最近，もっとも多く使用されている組み合わせとしては，TDFとFTCの合剤のツルバタ（TVD）とEFV（600 mg）との服用が行われており，この場合は，1日各1錠の2錠服用ですむことになり，HIV治療法は格段に進歩したといえる．

HIV治療開始時期と効果の判定

2000年以前は，HIV感染が確認されれば早期治療開始が望ましいとされていたが，2007年頃までは，抗HIV療法の副作用の軽減を考慮する立場から，CD4数が200/μL程度に減少するまで治療を待つべきとの意見が主流であった．しかし，米国保健福祉省（DHHS）や国際エイズ学会（IAS）が作成しているIAS-USAの最新のガイドラインではCD4数350/μLからHIV感染症治療を開始するよう推奨されている．さらに最近では，CD4数が500/μL未満から治療を始めることの有用性も示され，CD4数が351～500/μLの場合は経過観察してもよいが，積極的な治療開始が進められる（2011年3月版「抗HIV治療ガイドライン」）．

治療開始時の血中HIV RNA量については，10万コピー/mL以上の患者は，それ未満の患者と比較して治療後の生命予後が低いとの報告がある．しかし，治療開始時のCD4数が200/μL以上の患者に限定すれば，HIV RNAコピー数が20万コピー/mL以上でも生命予後に統計的な有意差がみられないとの報告もある．HIV感染症の病態が，CD4陽性Tリンパ球を中心とする免疫の破綻であることから，現在のガイドラインの治療開始基準はCD4数がより重要視されている．しかし，CD4数350/μLを治療開始の参考にするのは，あくまで無症候性HIV感染症患者であり，エイズ発症患者ではCD4数にかかわらず治療を開始する必要があるのは当然のことである．

治療効果の判定は，患者の臨床所見や訴えの改善をみることは当然であるが，CD4数の増加やHIV RNA量の低下を参考にする．また，HIV治療は複数の薬剤の併用であり，さらに日和見感染症を併発してその治療を同時に施行する場合や，サルベージ治療に用いられる抗HIV薬の組み合わせは多様である．抗HIV薬の中でもNNRTIとPIはその薬物動態が相反しており，相互作用の強さは薬剤の組み合わせだけでなく，個人間によっても動態が大きく変動することがある．それゆえ，薬剤の血中濃度のモニタリング（therapeutic drug monitoring：TDM）をする必要性が出てくる．

早期治療がセックスパートナーへのHIV感染率減少に繋がる

抗HIV薬の開発は，HIV感染者の体内ウイルス量を減らして，免疫機能の低下を防ぎ，エイズの発症予防または発症したエイズ関連症候を軽減する目的で開発されてきた．当然，治療薬投与対象者はHIV感染者である．健常人へのHIV感染症の感染予防を目的とするならば，ワクチン接種であるが，HIVワクチンの開発は，このウイルスが発見されて以来，20数年多くの研究者が精力的に行ってきたにもかかわらず，未だ有効なワクチンの製造には至っていない．しかしながら，HIVの感染経路のほとんどは性行為であることを考えると，感染者への早期治療を開始することで，セックスパートナーへの感染阻

Column　HPTN（HIV Prevention Network）052試験：感染パートナーへの早期抗ウイルス薬投与で非感染パートナーの新規感染リスクが96％減少

HIV-1感染例と非感染例のカップル1763組（男女混在，54％がアフリカ人，感染例の半数が男性）が対象．感染パートナーへの抗ウイルス薬投与時期により，非感染パートナーの新規HIV感染率に差があるかを検討．複数の抗ウイルス薬による併用治療の早期開始群と感染による症状発現（CD4 陽性細胞数の低下）時点での治療開始群にランダム割り付けされた．

試験期間中に全体の39例に新たな感染がおこり，うち29例で試験開始時点のHIV感染例と同じウイルス遺伝子を確認．早期開始群の非感染パートナーの新規感染は1例のみであった．さらに詳しい解析により，この1例はHIV感染例への早期治療実施後，ウイルス増殖が抑えられるまでの期間に感染していた可能性が示されたという．

感染パートナーへの早期治療開始により，非感染パートナーの新規感染リスクが96％低下したほか，感染パートナーでもHIV感染に関連する合併症や同死亡の発生を症状発現後の治療開始群に比べて41％低下させるといった有意性が確認された．（N Engl J Med, 365；493-505, 2011）

止効果が期待されるのではないかとも考えられる．このような考えに対して，2011年7月に興味深い研究報告があった．その要約が前ページのコラムである．

HIV治療はHIV感染者の病態増悪の予防・改善であり，患者当人の延命やQOLの改善が目的である．しかしながら，この記事を読むとHIV感染を取り巻く環境は同性愛，異性愛に関係なく身近なものであり，早期の治療開始が社会全体への感染拡大を予防することであるとも思える．将来は，HIV感染者に対して早期からの治療を義務づけるというようなことになっていくのであろうか．

HIV検査

まず，日本で最初のHIV感染症/エイズ患者が見つかった1985年から2010年までの26年間の患者数の推移を，厚生労働省エイズ動向委員会の資料を引用してみてみる．1992年を中心に，一度HIV感染者数のピークがみられるが，これは外国人女性が表向きはダンサーや接客業として来日し，風俗関係の仕事をする途中でHIV感染が検査で判明した例が多くみられたためと思

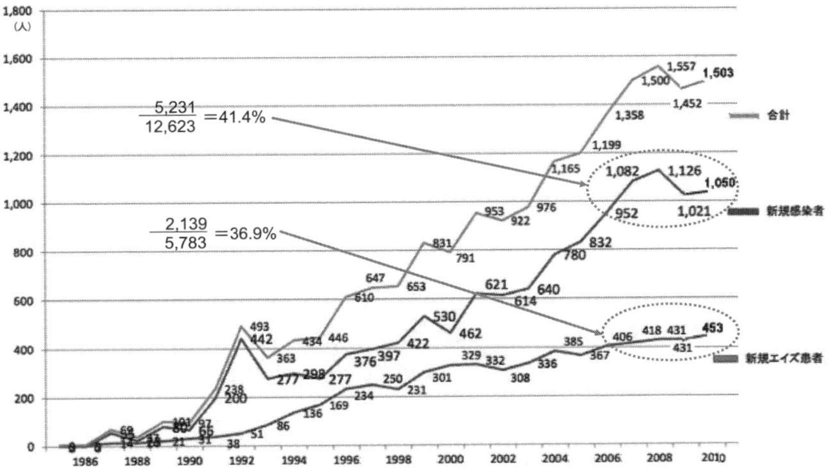

図2-4●新規HIV感染者/エイズ患者報告数の年次推移
（2011年厚生労働省エイズ動向委員会資料から作成）

う．これに対しては，感染者の強制帰国や雇用者への厳重注意，業務廃止などにより1990年代半ばからは落ち着いていた．1994年以後は，日本国籍男性のHIV感染者／エイズ患者の報告例が大半を占め，外国籍女性の割合は少なくなっているが，日本国籍女性の感染者も徐々に増えてきている．さらに，最近5年間の報告例の累計に占める割合は，HIV感染者では41.4%，エイズ患者では36.9%で，近年の報告数の著しさがうかがえる．

HIV感染症の診断は，血清中にHIVの抗体，あるいはHIVのコアタンパク質（p24）やRNA遺伝子の検出で判定される．抗体検査としては免疫抗体（ELISA）法や粒子凝集（PA）法があり，HIV遺伝子検査としてはNAT検査と一般によばれている方法が実施されている．抗体を調べるにも，HIV遺伝子を検出するにも，感染直後に検出することは不可能で，個人差はあるものの，一般にはHIVに感染して抗体ができるまでは6～8週間であり，それ以前に検査を受けた場合，陰性であってもその検査結果は信頼できない．この，HIVに感染してから抗体やHIV遺伝子の検出ができるようになるまでの（検査をしても分からない）期間を，「ウインドウ期間」（ウインドウピリオド）とよぶ．

ウインドウ期間を短縮するために，検出感度を高めたさまざまな検査試薬の開発がなされてきた．

HIVに感染すると，ウイルスの増殖にともなって血液中にHIV RNAが出

検査項目／対象	HIV-1			HIV-2		
	IgG抗体	IgM抗体	p24抗体	IgG抗体	IgM抗体	p24抗体
第1世代	○	×	×	×	×	×
第2世代	○	×	×	○	×	×
第3世代	○	○	×	○	○	×
第4世代	○	○	○	○	○	×

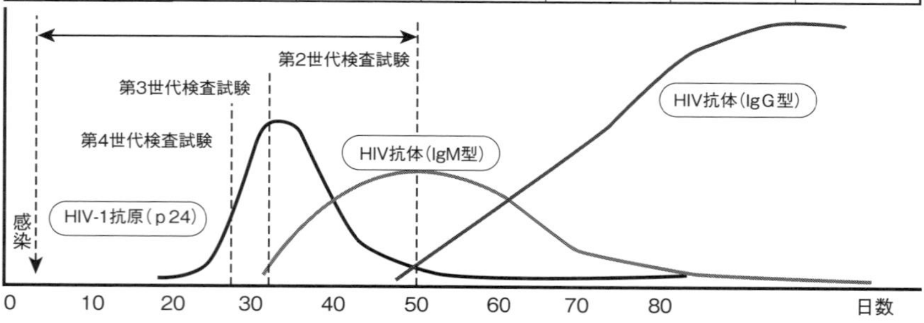

図2-5●HIV検査試薬の世代と検出対象

現し，その直後にウイルス抗原タンパク質，そして抗HIV IgM抗体，その後に遅れてIgG抗体が出現してくる．HIV抗体検査は，HIV-1が発見されてHIV-1のみを検出する第1世代，HIV-1とHIV-2のIgG抗体を検出する第2世代，IgG抗体に加えてIgM抗体も検出することでより早期に感染を検出できる第3世代検査薬が開発されてきた．その後，第3世代検査薬の抗体に加えて HIV-1のコア・タンパク質であるP24抗原を検出する第4世代検査薬が開発されて，HIV抗原抗体検査とよばれている．感染初期には，血液中にHIV抗体が産生されるより前に，HIV抗原が多量に存在している．これは，感染性ウイルスが多量に存在していることを意味し，危険な状態である．第4世代のHIV抗原抗体検査は，抗体のみを検出する検査薬ではみつけることができなかった早期に感染を検出することができる可能性がある．また，NAT検査ではウイルス遺伝子を検出するために，抗体検査よりも早期に感染がみつかる可能性がある．

現在，多くのHIV検査では第3世代以後の検査試薬やNAT検査を併用した検査が行われていることが多い（図2-5）．スクリーニング検査では，感染者を見落とさないために，早期検査で陰性であっても，危険な行為があってから3ヵ月後に再度検査を行い，感染を否定することが重要である．

HIV感染症患者は，早期に診断して，性的パートナーへ感染させないように注意することは重要である．また，無症候性キャリアの場合は，定期的にCD4数とHIV RNA量を測定し，治療開始のタイミングを失しないようにする．しかしながら，無症候の時期にHIV感染を心配して検査を受ける人はどれくらいなのであろうか．平成21年度の厚生労働省エイズ動向委員会報告に

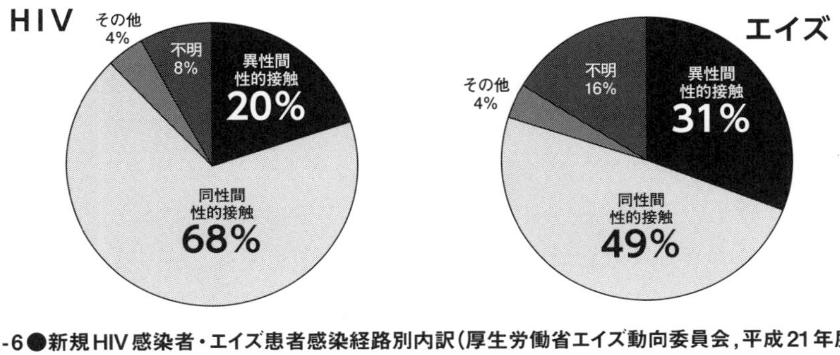

図2-6●新規HIV感染者・エイズ患者感染経路別内訳（厚生労働省エイズ動向委員会，平成21年度）

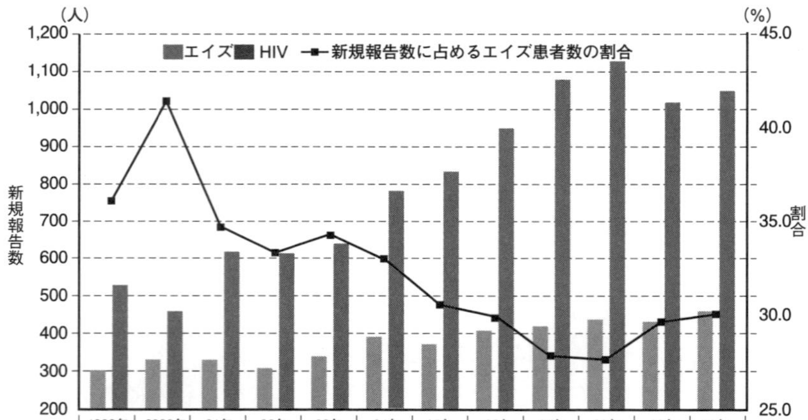

	1999年	2000年	01年	02年	03年	04年	05年	06年	07年	08年	09年	10年
エイズ	301	329	332	308	336	385	367	406	418	431	431	453
HIV	530	462	621	614	640	780	832	952	1,082	1,126	1,021	1,050
割合	36.2%	41.6%	34.8%	33.4%	34.4%	33.0%	30.6%	29.9%	27.9%	27.7%	29.7%	30.1%

図2-7●新規感染者・患者報告数に占めるエイズ患者数の割合(厚生労働省)

よる，HIV感染者とエイズ患者の感染経路内訳をみてみると，新しく見つかったエイズ患者では異性間性的接触が31%，同性間性的接触が49%と，同性間の方が5割くらい多いのに対して，新規のHIV感染者では異性間性的接触が20%，同性間性的接触が68%と，同性間の方が異性間の3.5倍，5割と明らかに多いことがわかる．このことは，男性同性愛者は日頃からHIV感染を身近なものと考えて注意しているのに，わが国では異性間性行為ではHIV感染の危険性に対する考えは低く，エイズを発病するまで検査を受けたことがないという人が多いことがうかがえる．HIVに感染した人が自分の感染に気が付かず，何も治療を受けないままエイズを発症し，その時点で初めてHIVに感染していたことを知る状態を，「いきなりエイズ」とよぶ．

ここ数年は，HIV検査を受ける人数が減少しているようである．2010年(平成22年)に全国の自治体が実施したHIV抗体検査件数は13万930件，保健所などでの相談件数は16万4,264件であり，いずれも前年と比べて減少していた．これは，一般市民のHIV感染症に対する興味や不安が薄れてきたということであり，感染の危険行為が減少したということではないと考える．さらなる，HIV検査の重要性を社会に周知してもらう方策の重要性を感じる．

2010年の新規HIV感染者報告数は1050件，エイズ患者報告数は過去最多の453件で，いずれも前年と比較して増加していた．前年(2009年)に比べ新

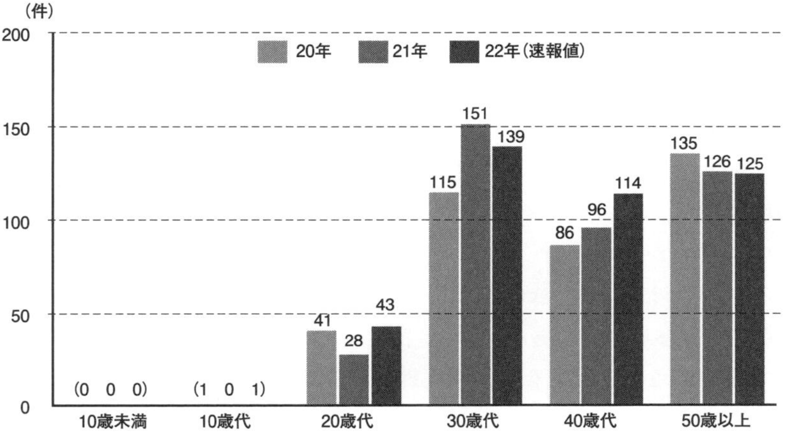

図2-8●日本国籍を有するエイズ患者報告数の3ヵ年比較(平成22年)
(厚生労働省HIV感染・エイズ患者数など)

規報告数に占めるエイズ患者の割合が増加している．新規HIV感染者報告数が，前年と比べて微増であるが，2005～2008年にかけてみられた報告数の増加からすると，若干，新規感染者数は減少しているかのごとく感じられる．しかし，これは先に述べた，最近のHIV検査受検者数の減少からみて，決して新規感染者数が減少しているわけではないと考える．HIV感染者報告数は変動がみられるのに対して，エイズ患者報告数は右肩上がりの増加を示している．HIV感染者は，検査しなければ，無症状のままで経過している時には患者であるという自覚がない．しかし，この無治療のままの無症候キャリアはいずれエイズを発症してくるのである．そして，発症前の時期にパートナーに感染させている可能性は高いのである．

さらに，最近のエイズ患者報告例を詳細に検討すると，興味深いことがわかる．年齢別にエイズ患者報告数を見ると，30歳代以上に多い．とくに，昨年あたりから40歳代，50歳以上の増加が目立つ．これも，若い年代で感染して，無症候のまま過ごしてきた感染者が，40～50代になってエイズを発症してみつかる例が多くなったためであろう．なお，感染経路は，同性間性的接触(219件)が異性間性的接触(126件)の2倍近くである．日本においては，経静注薬物は4件と少ない．2010年の新規HIV感染者では,感染経路として母子感染(2件)が4年ぶりに報告されており，妊婦健診におけるHIV検査の必要性を社会に周知させていくことが重要であろう．

「いきなりエイズ」の問題点について，「HIV感染者の早期発見と社会復帰のポイント」(医薬ジャーナル社)に，国立国際医療センターのエイズ治療・研究開発センターの2007年のデータが紹介されている．それによれば，HIVに感染してもエイズ発症前に治療を開始した人は120週後の生存確率が99%であるのに対して，エイズを発症してから治療に入った人は120週後の生存確率が80%まで下がる(生存確率はエイズ関連以外の疾患によるものも含む全死亡による)．すなわち，「いきなりエイズ」を発見された患者の方が，治療が困難なことの方が多いわけである．また，このような場には医療に携わる側にも大きな問題を与えることになる．例えば，救急で運び込まれた患者が，HIV感染に関する情報が何もわからない場合がある．その患者が出血を伴っていた場合，患者の血液に触れる可能性がある医療従事者の安全を考慮して，患者のHIV検査を行うべきであろう．しかし，患者が意識不明であるなどの理由で同意が得られない場合は，同意なしで検査を行うべきか否か，いまだ意見の統一はみられていない．

手術患者の術前検査にHIV抗体検査を行うか否か？　行う場合の費用は病院負担か患者負担にするべきか？という議論も以前からなされている．そもそも，HIV感染症は特殊なハイリスクグループのみが感染する疾患ではなく，今では同性間，異性間にかかわらず性生活を送っている者なら誰もが感染しうる疾患である．手術時に針刺しなどがおこり，医療従事者に感染の危険性が生じた場合，事前のHIV検査は，医療従事者の安全確保のために行うべきだろうか．エイズ治療法が発達した現在にあっては，HIV感染者の早期発見は重要なことである．HIV検査を受けていない手術患者を，早期発見も含め，血液媒介感染症の有無を知ることは患者のためであると考えるのか医療者側のためなのか，意見が分かれるところであろう．

2011年1月に，HIV検査を手術前の患者に行っていたということで，次ページのコラムのような新聞記事が出た．一般的に手術前の患者には，医療従事者らへの感染防止を目的にウイルス性肝炎や梅毒などの感染症検査が行われ，公的医療保険が適用される．一方，同じ目的で行う HIV検査は原則，保険が適用されない．肝炎などと比べ，感染リスクが低いことなどが背景にあるとみられる．厚生労働省は「検査費用は病院負担」との見解だが，実際には患者負担にしたり，一部で保険が適用されたりする県などもある．

エイズは，一昔前の『死に至る病』ではなく，現在では早期発見，早期治療により発症予防可能な慢性感染症である．また，HIV 感染者を治療することが，患者本人のみならず，セックスパートナーの感染予防効果に繋がる可能性も出てきた．そのような現状から，HIV 検査を行うことは患者本人の利益ではなく，社会全体の利益にもなるのではないだろうか．

Column　【神奈川】県内20病院で手術前患者にHIV検査 3病院は患者が全額負担

手術前の患者に対するエイズウイルス（HIV）検査について，朝日新聞横浜総局は神奈川県内の公的病院などを対象にアンケートをした．回答した病院の3分の2が検査を行い，一部の病院では費用を患者の全額負担にしていた．検査に保険が適用されない点を疑問視する意見が多く，費用負担に課題を抱える実情が浮かび上がった．

■病院からは保険適用求める意見も

手術前のHIV検査では昨年1月，聖隷横浜病院（横浜市）がほぼ全患者に実施し，全額負担させていたことが判明．同10月には聖隷浜松病院（浜松市）など系列2病院でも一部患者の全額負担が明らかになり，いずれも患者に検査費を返金することになった．

厚生労働省は検査費用について「院内感染防止が目的ならば病院負担が望ましい」としているが，検査をしている全病院が「この見解を知っている」と回答．その上で，17病院は病院負担だったが，3病院が費用を患者の全額負担にしている，とした．

患者負担にしている病院はいずれも「院内感染防止など病院の都合だけではなく，患者のために検査を実施している」と理由を説明．県南の公立病院は「HIV感染を知らずに手術を受けた場合に体力を消耗して発病を早めてしまう可能性があるなど，患者本位で実施している」とした． 最近になって検査費用を病院負担に切り替えた病院や，新たに病院負担で検査すると回答した病院もあった．

（朝日新聞2011年1月6日より）

第3章 新型インフルエンザ

メキシコで豚インフルエンザ勃発

それは私が，某新聞社科学部編集者の友人と，横浜市青葉区あざみ野駅近くの居酒屋で一緒に呑んでいた時に友人が受けた電話が始まりだった．2009年4月24日の夜のことである．

友人が勤める新聞社の海外支局から，メキシコで豚インフルエンザがヒトに感染して流行しているというニュースが入って来たという．すでに，60人以上の死者が出ているということであった．

この報せを聞いて，私はすぐには信じることができなかった．新型インフルエンザの流行が発生する可能性は以前から話題に上ることが多かった．しかし，その候補としては，アジアから強毒性の鳥インフルエンザの感染が拡がることが心配されており，地球の反対側のメキシコ，それも豚由来のインフルエンザが強毒化したウイルスの流行などは予想されていなかった．

私の疑念とは裏腹に，この日，世界保健機構（WHO）が，メキシコにおいて豚インフルエンザにより60人死亡と発表，翌日25日には『緊急事態』を声明した．こうして，インフルエンザＡＨ1Ｎ1の騒動が始まった．

インフルエンザウイルス

インフルエンザとは，インフルエンザウイルスの感染により幼児から老人まで幅広い年齢層に流行する呼吸器感染症である．ヒトからヒトへは，会話や，咳，くしゃみとともに飛沫が漂い感染（飛沫感染）する．集団生活を行う場等で感染が拡がりやすい疾患である．一般人のなかには，インフルエンザとかぜ（普通感冒）を混同している人も多いが，原因となるウイルスの種類が異なり，通常のかぜはのどや鼻に症状が現れるのに対し，インフルエンザは急に38～40℃の高熱が出るのが特徴で，さらに，倦怠感，筋肉痛，関節痛などの激しい全身症状が通常5日間ほど続く．また，気管支炎や肺炎を併発しやすく，重症化すると脳炎や心不全をおこすこともあり，体力のない高齢者や乳幼児などでは命にかかわる重大な感染症である．

原因となるインフルエンザウイルスは，マイナス鎖の1本鎖RNAを遺伝子とするオルソミクソウイルス科（Orthomyxoviridae）に属するウイルスである．粒子径は80～120nmで，表面は感染細胞膜由来の脂質膜にウイルス由来の糖タンパク質である血球凝集素作用を示すヘマグルチニン（HA）と糖鎖を切り離す作用をもつノイラミニダーゼ（NA）がスパイク状に飛び出したエンベロープに覆われている．またエンベロープ表面には少数のM2とよばれるタンパク質も存在する．

マイナス鎖RNA遺伝子とは，mRNAと同様に5′末端→3′末端方向に遺伝子がコードされているものをプラス鎖とよぶのに対して，逆に3′末端→5′末端方向にコードされているRNAのことをいう．プラス鎖のものはそのままの形でタンパク質に翻訳されるが，マイナス鎖のものはそのままではタンパク質に翻訳されない．そこでマイナス鎖RNAウイルスは，ウイルス粒子内に必ず

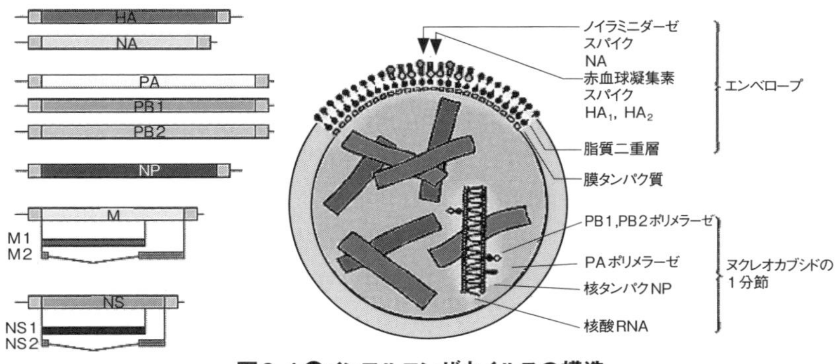

図3-1●インフルエンザウイルスの構造

プラス鎖RNA（mRNA）の形に転写するためのRNA合成酵素であるRNA依存性RNAポリメラーゼをもっていることが必要となる．これがなければ，ウイルス自身の遺伝子の複製もタンパク質の合成もできないからである．

インフルエンザウイルスは，核タンパク質（NP）およびマトリクスタンパク質（M1）の抗原性により，さらにA型，B型，C型の3タイプに分けられる．ウイルス粒子内にある遺伝子が，8分節（C型は7分節）となって存在していることは，このウイルスの特徴である．

ウイルス遺伝子は，粒子内にあるNPタンパクとよばれる核タンパク質にらせん状に巻き付いており，これがヌクレオカプシドに相当する．また，それぞれのヌクレオカプシドの片端にはPA，PB1，PB2の3つのサブユニットからなるRNA依存性RNAポリメラーゼが結合しており，これによってmRNAの合成やウイルス遺伝子の複製が行われる．

多くのRNA型ウイルスは，感染後，細胞内に侵入して脱殻すると，感染細胞の細胞質内で遺伝子を複製し，mRNAを合成してウイルスタンパク質の翻訳を行う．しかしながら，インフルエンザウイルスはRNA型ウイルスであるにもかかわらず，例外的に侵入した遺伝子は，感染細胞の核内へと侵入する．mRNAの合成には，mRNA複製を開始するためのプライマー構造や，mRNAの終了を意味するpoly A終末が必須である．しかし，インフルエンザウイルスの遺伝子上にはこれらが存在しない．このためインフルエンザウイルスは，PB2の働きによって，宿主細胞の核内に存在する，細胞のmRNAを切断して，プライマーとなるキャップ構造とpoly A構造を切り取り，それを自身の遺伝子に結合させるという，独特の方法でmRNA合成を行う．要するに，インフルエンザウイルスは，感染した細胞のmRNAの一部を拝借して，ウイルスmRNAを作り出しているわけである．この機構はキャップ・スナッチング（cap snatching）とよばれる．この方法によって合成されたmRNAは，宿主細胞が作り出したmRNAと同様に処理されて，そこからウイルス粒子の材料になるタンパク質が合成される．

一方，ウイルス粒子のもう1つの「材料」となる，ウイルス遺伝子も同時に大量に複製される．この過程はmRNA合成とは異なり，ウイルス遺伝子の全長を複製する必要があるため，上とは別の機構によって，マイナス鎖RNA→プラス鎖RNA→マイナス鎖RNAという順序で合成される．

遺伝子の複製過程で，1万～2万回に1回ほどの確率で，塩基の読み間違いによるミスが発生する．この確率はヒトの遺伝子複製における読み間違いミスなどと比べるとはるかに高い確率であり，そのために，新たな特徴を持つ変異ウイルスが生まれやすい原因となっている．

インフルエンザウイルス命名法

インフルエンザウイルスは，核タンパク質（NP）およびマトリクスタンパク質（M1）の抗原性により，さらにA型，B型，C型に分けられることは，前項で述べた．ヒトでは，A，B，C型すべての型の感染がみられるが，ほとんどの脊椎動物に感染するのはA型インフルエンザウイルスである．そして，世界的な大流行（パンデミック）の原因となるのも，A型ウイルスであり，B型では地域的な流行（エンデミック）にとどまり，C型が大きな流行をおこすことはない．B型とC型のおもな感染宿主はヒトであるが，まれにB型はアザラシに，C型はブタにも感染することがある．

A型インフルエンザウイルスは，さらにHAとNAのアミノ酸配列もしくは抗原性の違いにより，亜型に分類される．現在，HAは16種，NAは9種が確認されており，その組み合わせによってウイルスは命名される．インフルエンザウイルスの命名法は国際的に図3-2のように記すことが決められている．

たとえば例にあげた，A/duck/Tottori/5/77/H3N8は，A型で，アヒルから，鳥取県で，1977年に5番目に分離された，HA亜型が3，NA亜型が8のウイルスということを示している．A/Panama/2007/99/H3N2は，A型で，ヒトから，パナマで，1999年に2007番目に分離され，HA亜型が3，NA亜型が2のウイルスである．A/H3N2型のウイルスでは1968年に流行した香港かぜ（インフルエンザではあるが，

A/duck/Tottori/5/77（H3N8）
① ② ③ ④ ⑤ ⑥

①	型	A, B, C
②	宿主名	ヒトの場合のみ無記入
③	分離他	ウイルスが分離された場所
④	分離番号	分離された順番号
⑤	分離年	分離された年
⑥	血清亜型	HAとNAのタイプ

図3-2●インフルエンザウイルスの命名法

慣習的にかぜとよんでいる．下記，新型インフルエンザを参照）が有名なのでA香港型とよばれおり，A/H1N1型のウイルスは1977年に流行したソ連かぜにちなんでAソ連型とよばれる．B型のウイルスには，HA亜型もNA亜型も1種類しかなく，単にB型インフルエンザウイルスとよばれる．

新型インフルエンザ

A型インフルエンザウイルスはヒトだけでなく，鳥やブタ，ウマ，クジラなど他の動物にも感染する．通常はヒトからヒトへというように同種の間で感染し，ヒトのインフルエンザウイルスが他の動物に病気をおこすことはほとんどない．しかし，インフルエンザウイルスの遺伝子情報が子孫のウイルスにコピーされる時に，遺伝子の塩基配列が変化して性質が変わる（変異する）ことがある．変異によって，これまでヒトに感染しなかった動物のインフルエンザウイルスがヒトに感染する能力を獲得するようになり，さらにヒトからヒトへ感染するウイルスが出現する場合がある．このような事態がおきた場合を新型インフルエンザが発生したという． 新型インフルエンザが発生すると，人類はこのウイルスに対する免疫をもっていないために，世界的な大流行（パンデミック）がおきることが予想される．新型インフルエンザの大流行は，20世紀以後，現在までに4回の経験がある．1918年のスペインかぜ（英語では Spanish Flu であるが，日本語では慣習的に“かぜ”とよばれる），1957年のアジアかぜ，1968年の香港かぜ，それと2009年の豚由来のインフルエンザA H1N1（2011年4月からインフルエンザ（H1N1）2009とよばれることになった）である（図

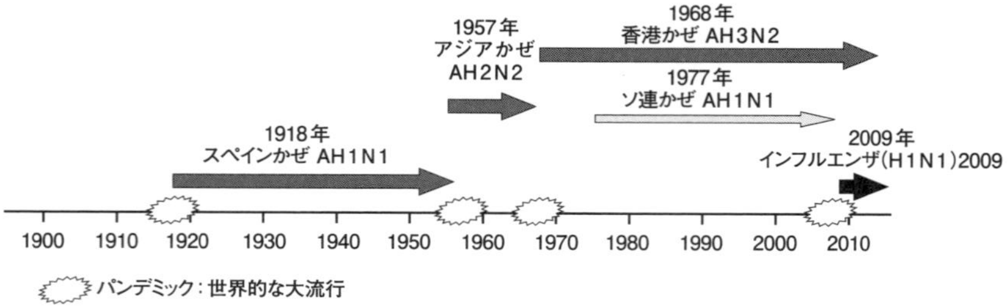

図3-3●新型インフルエンザの発生時期

3-3).

インフルエンザウイルスは，遺伝子がRNAであり，それが分節に分かれて存在していることから変異しやすい．変異したウイルスに対しては，以前に獲得した防御機構(免疫)が無効となることがある．年毎におきた突然変異による小さな遺伝子変異の集積による小変異が流行をおこす原因ともなる．加えて，世界的な大流行につながる新型インフルエンザの発生は，次項で説明する遺伝子再集合の結果，構造タンパク質が大きく変化する大変異をおこして従来存在しなかった新しいウイルスが出現し，それがヒトに対する強い病原性と感染性を獲得したことが原因であろうと考えられている．

インフルエンザウイルスにみられる抗原大変異と小変異

抗原大変異(アンチゲンシフト，抗原不連続変異)とは，A型インフルエンザウイルスにみられる遺伝子変異である．異なる亜型のウイルスが1つの細胞に同時に感染すると，細胞内で合成されたウイルス遺伝子やタンパク質が混ざり合って再集合(交雑)をおこし，元のウイルスとは異なった組み合わせの遺伝子分節を獲得した「合いの子」のウイルスが新たに生じる．その結果，以前から宿主細胞に備わっていたインフルエンザウイルスに対する中和抗体などの免疫力は，この新しく生じたウイルスには無効であり，世界的なパンデミックを引きおこす原因ともなる．例えば，H1N1とH2N2が同一細胞に感染すると，不連続変異によって理論上はH1N1，H2N2だけではなく，H1N2，H2N1という新型ウイルスが生まれることになる．HA，NA以外のウイルス遺伝子についても同様の組み換えがおこり，結果として生じる変異が大きいため「ウイルスの抗原大変異」ともよばれる．とくに，ヒト型ウイルスと鳥型などの動物のウイルスとの間で組み換えがおきると，それまではヒトの間には存在しなかった新型ウイルスが発生して，ヒトに感染するようになると考えられる．実際に1957年のアジアかぜ(H2N2亜型)や1968年の香港かぜ(H3N2亜型)の出現は，この大変異によって鳥由来のウイルスがヒト型のウイルスと組み換えをおこしたことによることが，ウイルス遺伝子の研究から明らかになっている．

抗原小変異(アンチゲンドリフト，抗原連続変異)とは，ウイルス核酸が一塩基単位で変異をおこす，遺伝子の突然変異の集積であり，DNAウイルスよりもRNAウイルスの方に出現する頻度が高い．これは，ほとんどの細胞にはDNAに異常が生じた場合には修復機構が備わっており，小さな変異は修復されやすいのに対して，RNAは一本鎖の状態で存在しており修復機構が存在しないことによると考えられている．この変異は，ウイルスタンパク質のどれか1つにおいて，1つのアミノ酸が変わるなどの，比較的小さな変異であるため，「ウイルスの抗原小変異」ともよばれる．この機構による変異はA型，B型インフルエンザウイルス両方にみられる．変異がおきた部位がたまたま感染性や毒性に関わる重要な部位である場合には，ウイルスの性質が大きく変わることがある．ウイルスの抗原性が変化してくると，従来のウイルスに対する抗体と反応しにくくなり，これが新型ウイルスの発生のきっかけになるのかもしれない．

鳥インフルエンザ

鳥インフルエンザ(Avian influenza, Avian flu, bird flu)は，A型インフルエンザウイルスが鳥類に感染しておこる鳥の感染症である．野生のアヒルやカモなどの水禽類を自然宿主とし，腸管で増殖して，糞を媒介として感染する．鳥インフルエンザの中で，鳥にとって毒性の強いものを「高病原性鳥インフルエンザ」，毒性の弱いものを「低病原性鳥インフルエンザ」とよんでいる．高病原性鳥インフルエンザウイルスが，ニワトリやウズラ，七面鳥などの家禽類に感染すると，非常に高い病原性を示し，しばしば養鶏産業でニワトリの大量死が発生することがある．

1997年に香港で，大規模なH5鳥インフルエンザ感染が発生した．この時，ヒトへのH5鳥インフルエンザの感染例が18名みられ，その内6名が死亡するという事件がおきた．ただちに香港全域のニワトリを処分する措置がとられ，このH5鳥インフルエンザによるパンデミックは回避された．感染したのは，店頭での生きたニワトリの小売り商人や，防疫業務に携わった職員などであり，まれにトリからヒトへの感染はみられたものの，ヒトからヒトへの2次感染はおきていない．しかしながら，それまではヒトのインフルエンザウイルスの

HA亜型は，1～3までで，鳥インフルエンザがヒトに感染することはないと考えられていたものが，H5鳥インフルエンザがヒトに感染したということは驚きであった．2003年2月，同じく香港においてH5鳥インフルエンザウイルス感染が2名確認され，うち1名が死亡した．2003年3～4月オランダではH7鳥インフルエンザウイルス流行の際に，防疫に従事したヒトを中心に数十人が結膜炎を発症し，そのうちの十数人にインフルエンザ様症状を呈した患者がみられ，この時死亡した獣医師の肺から鳥インフルエンザウイルスH7N7が分離された．また，養鶏従事者の家族内で3人に結膜炎と軽い呼吸器症状がみられ，ヒトからヒトへの感染が疑われた例もある．2006年のインドネシアでの事例（H5N1型）でも，濃厚接触により限定的ながらヒト-ヒト感染がおこりうることが考えられている．2007年12月には，中国江蘇省南京で高病原性鳥インフルエンザ（H5N1）のヒト-ヒト感染が疑われた父子2人では，発端患者である息子から父への感染が強く示唆された事例もある．この高病原性鳥インフルエンザウイルスが，もしもヒトインフルエンザウイルスと相互作用し，ヒトの間での感染能力を持つように変異すると，きわめて大きな問題となることが懸念されている．

「感染症法」では，いわゆる「鳥インフルエンザ」は，H5N1ウイルスによるものを「鳥インフルエンザ（H5N1）」として2類感染症に指定し，それ以外の鳥インフルエンザを単に「鳥インフルエンザ」と称して4類感染症に分類している．その他に，5類感染症として，「高病原性鳥インフルエンザ及び新型インフルエンザ等感染症を除く普通のインフルエンザ（2011年3月からは，2009年に発生したインフルエンザH1N1もこの区分に入ることになった）」があり，現時点での感染症法にはインフルエンザに関する3つの区分があることになる．

高病原性鳥インフルエンザウイルスA（H5N1）のヒトへの感染情報は日ごとに更新され，2011年7～8月にも，カンボジア，エジプトでの患者報告がされている．2012年3月末の世界での患者確定数は598名，その内死亡者数は352名で，死亡率は58.9%である．しかしながら，鳥インフルエンザウイルスは世界的に蔓延しており，鳥類での拡がりを考慮すれば，ヒトへの被害は比較的少ないともいえる．その理由の1つには，感染する側の細胞のレセプターの化学構造の違いがあげられる．

インフルエンザウイルスの感染の最初のステップは，HAが細胞膜表面のシアル酸をレセプターとして吸着することである．シアル酸は，動物の細胞表面にある糖タンパク質や糖脂質の末端にある糖の1つであり，鳥の体には，シアル酸がガラクトースとα2-3結合（シアル酸の2番目の炭素のα方向とガラクトースの3番目の炭素との結合）するものが多く存在し，ヒトではα2-6結合（シアル酸の2番目の炭素のα方向とガラクトースの6番目の炭素との結合）しているものが多く存在する．鳥インフルエンザウイルスは，ヒトのレセプターでは認識されないために，ヒトでの大流行を妨げる防壁となっていると考えられる．

しかし，最近の研究ではヒトの肺臓の深部には鳥と同じレセプターが多く存在することがわかってきた．このため，鳥インフルエンザウイルスに濃厚感染した場合には，肺にまで到達するウイルス量も多くなり，ヒトでの発症も認められて死亡率も高くなるといわれている．さらに，もう1つの理由として，現段階では鳥インフルエンザウイルスそのものが，ヒト-ヒト感染をするような形態を獲得していないことが考えられる．この2点が，いまだ鳥インフルエンザのヒトでの大流行をみていない理由であるが，今後，ウイルスの変異に伴いヒトへの感染性が高まる可能性は否定できない．

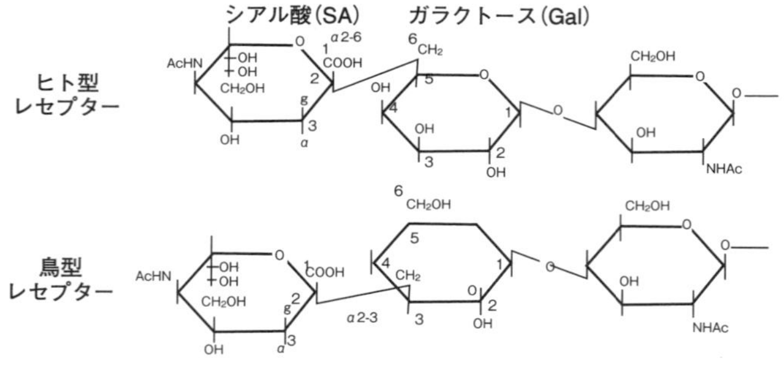

図3-4●レセプターの化学構造

強毒ウイルスと弱毒ウイルス

鳥インフルエンザは，A型インフルエンザウイルスによる家禽の感染症である．もともとは，カモやガチョウなどの水禽類に無症状で寄生していたものが，ニワトリなどの家禽類に感染が拡がり，到死的となる強い病原性を獲得したものが高病原性鳥インフルエンザとされている．強毒ウイルスの発生に関しては，養鶏場でニワトリ間での感染によるウイルスの継代が繰り返された結果，強毒性が獲得されるとの説が提唱されている．京都産業大学の大槻らは，実験室内でニワトリでのウイルス継代を行った結果，弱毒ウイルスからニワトリを100％死に至らしめる強毒の高病原性ウイルスへ変化させることに成功した．

鳥インフルエンザウイルスの病原性や感染性が，ほ乳類あるいはヒトに対する病原性や感染性と直結するかということに関しては，現在のところ不明である．しかし，本来，上気道感染症としてとどまるインフルエンザが，脳を含む全身のほとんどの臓器で感染・増殖をきたすような強毒ウイルスが出現して，ヒトに感染する可能性が危惧される．インフルエンザウイルスの毒性を決定している要因は，次のように考えられている．インフルエンザウイルスの感染は，エンベロープ糖タンパク質であるHAが感染細胞膜のレセプターに吸着することが，最初のステップであることは，前に記載した通りである．ウイルスの遺伝子が細胞質の中に侵入するには，ウイルスのエンベロープとエンドソーム膜との融合が必要であるが，これには，HAが，HA1とHA2のサブユニット構造に切断されていなければならない．すなわち，インフルエンザウイルスは，感染の標的である気道や腸管の粘膜上皮細胞から分泌されるプロテアーゼ（トリプシンやトリプターゼクララなど）によって，HA0→ HA1：HA2 へと開裂して，HA2の疎水性領域が現れることで感染細胞との融合活性が生じて感染がおきる．

ここで働くプロテアーゼは，HA1とHA2の切断部位にあるアミノ酸配列のなかの，塩基性アミノ酸（リジン（K）やアルギニン（R））のカルボキシル基側のペプチド結合を加水分解し，HAが開裂して感染能力を獲得する．気道や腸管以外の，トリプシンのようなプロテアーゼが存在しない臓器では，ウイルスがきたとしても，HAが開裂しないため細胞膜との融合が生じずに感染はおこらない．これに対して，強毒ウイルスのHA開裂部位には連続する塩基性アミノ酸配列が存在し，多くの臓器に存在するフリンなどのプロテアーゼによって開裂がおきるため，ウイルスは全身の細胞で感染・増殖することができ，重症化することになる．すなわち，弱毒ウイルスでは呼吸器や腸管のプロテアーゼのみで開裂可能となり，感染部位は限られるが，高病原性のA型インフルエン

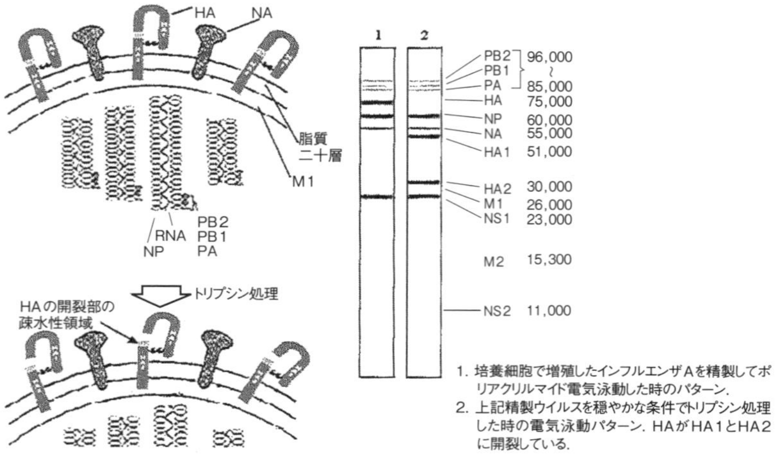

1. 培養細胞で増殖したインフルエンザAを精製してポリアクリルマイド電気泳動した時のパターン.
2. 上記精製ウイルスを穏やかな条件でトリプシン処理した時の電気泳動パターン. HAがHA1とHA2に開裂している.

図3-5●プロテアーゼがHAを開裂するイメージ

表3-1●インフルエンザウイルスの病原性と開裂部周辺のアミノ酸配列

ウイルス株	親和性 (多段増殖する臓器)	HAの構造	HA開裂活性化 プロテアーゼ
低病原性 (弱毒型)	呼吸器・ 消化器上皮	HA1 HA2 ----K ETR/---	特異分泌プロテアーゼ トリプシン トリプターゼクララ TMPR/SS2 (Xa因子) (プラスミン)
高病原性 (強毒型)	全身器官	HA1 HA2 RRRRRKR/ --	全身の細胞のゴルジ装置内に存在するプロテアーゼ フリン

ザウイルスの場合，全身の細胞内に存在するプロテアーゼ(フリンなど)により活性化するため，感染した細胞から出芽した子孫ウイルスのHAはすでに活性化した状態になっている．そのため，気道や腸管の粘膜上皮細胞以外の臓器にも感染することができ，全身で増殖して重篤な症状を引きおこすことになる．

豚インフルエンザ
・新型インフルエンザ(A/H1N1)流行拡大

2009年4月25日のテレビは，メキシコで発生した豚インフルエンザウイルス由来の新型インフルエンザのニュースであふれていた．WHOは，この状況を「公衆衛生上の世界的危機」と表明し，全加盟国にインフルエンザに似た症例の緊急調査を実施する要請をした．そして，27日にはパンデミックフェーズ4を宣言し，さらに29日にはパンデミックフェーズ5を宣言した．患者数はまたたく間に急増し，感染地域も世界中に拡がっていった．

わが国でも，海外からのウイルスの侵入を水際で阻止しようという目的で，海外からの航空機が着陸する空港を制限し，機内検疫を強制実施するなどの対応を行った．しかしながら，5月9日にはカナダへの修学旅行から帰国した高校生らに国内初の新型インフルエンザ感染が確認された．さらに，約1週間後の5月17日には，海外渡航歴がない感染者が確認され，すでに国内に新型インフルエンザウイルスが侵入していることがわかった．患者が発見された兵庫，大阪の関西地区では，もはやパンデミック状態で休校にする小中高等学校も相次いだ．医療機関もパンク状態で，臨時に開設された発熱外来だけでは対応できずに，病院一丸となってインフルエンザ患者の対応にあった医療機関も多くあった．しかし，県ごとに対応が異なり，患者数の多い県の病院では患者が家庭に帰宅させられ，隣の県の病院では強制的な入院措置というような，同じインフルエンザ症状であっても，ちぐはぐな対応が生じるというようなこともあった．これには，新型インフルエンザが発生した場合の対策が，強毒性H5N1を想定して作成されていたため，柔軟な対応ができずに，軽症者も全員入院という措置を行わなければならなかった事情がある．そもそもメディアも含め想像力が欠如していたといわざるを得ない問題点もあった．

交通の制限，物資の流通不足など，社会経済に与える影響も多い中，6月11日にWHOがパンデミックフェーズ6を宣言した．この時点で，地球上のほぼ全地域74カ国に感染は拡がっており，感染者数29,669人，死者数145人であった．これが，約1ヵ月後の7月6日の時点で，感染者数94,512人，死者数429人となった．

国内においても，47都道府県すべての地域で患者発生が認められ，それまで患者の全数把握をおこなっていたのを，7月24日で終了した．その後は，集団感染の発生件数などのクラスターサーベイランス中心の情報収集の体制へと変更された．

新型インフルエンザの正体

この新型インフルエンザウイルスに関する遺伝子解析も，短期間の内に詳細にわかってきた．発生当初，豚インフルエンザとよばれていたのは，ヒトへの感染がみつかる前は，もともと豚の間で流行していたウイルスであったためそうよばれていた．しかしその遺伝的バックグラウンドは非常に複雑で，古くか

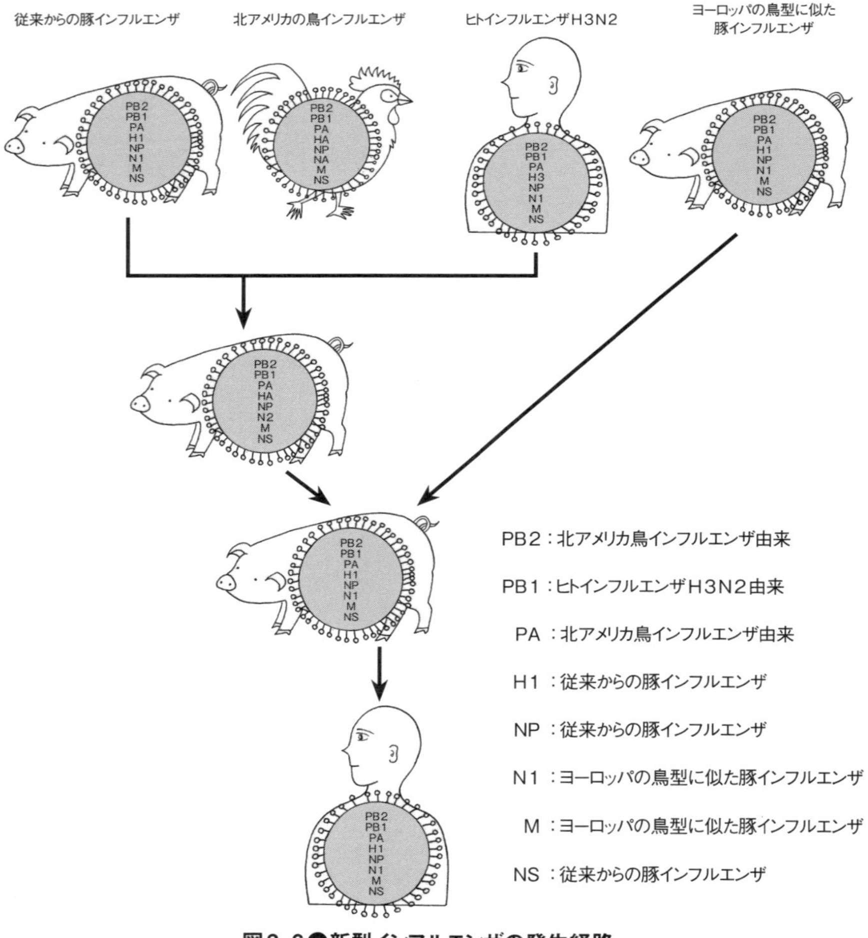

図3-6●新型インフルエンザの発生経路

ら豚で蔓延していたウイルス由来のHA（H1）とNP，NS分節に，北アメリカの鳥インフルエンザウイルス由来のPB2とPA，さらにヒトのインフルエンザH3N2由来のPB1分節からなる北アメリカの豚に感染するウイルスからできていた．これに，欧州からの輸入鳥が感染していた鳥インフルエンザが豚に感染するようになり，そのウイルス由来のNA（N1）とM分節をもった，すなわち4種類のウイルスが遺伝子再集合をおこして発生したものであることがわかった．

インフルエンザウイルスの感染性は，HAの190番目のアミノ酸がグルタミン酸で225番目がグリシンの場合はトリの細胞に結合し，190番目がアスパラギン酸になるとトリだけではなく，ヒトの細胞にも結合するようになる．さらに，HAの190番目に加えて，225番目もアスパラギン酸に置き換わっており，両方がアスパラギン酸になると，ウイルスはトリの細胞には結合せず，豚以外ではヒトの細胞のみに結合し，より効率よくヒトへの感染がおきることが実験的に示されている．豚のウイルスにはほとんどこの変異がおきているために，ヒトにも感染することがある．このようなウイルスの遺伝的な背景があり，容易にヒトに対して感染性を獲得したウイルスが，カリフォルニアやメキシコに発生したのである．しかも，亜型としてはH1N1であったが，従来からあった季節性インフルエンザウイルスA（ソ連型）H1N1とは抗原性が異なっていた．季節性インフルエンザは毎年，抗原小変異を繰り返しており，抗原性の変化がおきている．しかし，2009年に発生した新型インフルエンザは，H1N1とはいえ，1918年のスペインかぜが豚で受け継がれたウイルスのHAをもっており，季節性インフルエンザであるソ連型ウイルスのHAとは抗原性がかなり異なっていた．そのため，季節性のH1N1に感染したことがあり，免疫をもっているヒトであっても，新型ウイルスに暴露すれば，容易に感染・発症したのである．

新型インフルエンザ（A/H1N1）の終息

国内全域に感染が拡大した2009年7月中旬以後，患者発生数は減少傾向にあるかと思われたが，8月に入っても沖縄県などを中心に患者発生があり，9

月になって再び感染患者数が激増し，全国的な感染拡大がみられた．10月からは，医療従事者から始まって，喘息や糖尿病などの基礎疾患をもつ人，妊婦，幼児，学童の順に優先順位を決めて新型インフルエンザワクチン接種が開始され，11月下旬から12月初旬に患者数のピークがみられ，それ以後は徐々に感染は収束していった．厚生労働省は，2010年3月31日に，最初の流行（いわゆる「第一波」）は沈静化したと発表した．しかしその後も，再流行の可能性は続いていることなどを踏まえて，引き続き重症患者増加の可能性を考えた医療体制の構築や，感染予防のよびかけなどに努めるとともに，新型インフルエンザ（A/H1N1）ワクチン接種事業やサーベイランスを継続して実施し，その流行状況などの把握を行っていた．

新型インフルエンザ（A/H1N1）の2期目のシーズン（2010/2011）の流行状況については，2010年12月半ばに流行入りした後，2011年1月末には流行のピークを迎えたが，3月には流行がほぼ収まった．2009/2010年と比較して，死亡者や重症患者の年齢構成も高年齢層に移ってきているほか，新型インフルエンザ（A/H1N1）のウイルスに加え，A香港型やB型のウイルスも検出されているなど，季節性インフルエンザと異なる流行事情は確認されなくなった．すなわち，2シーズン目の流行がほぼ終息し，流行の規模や期間など

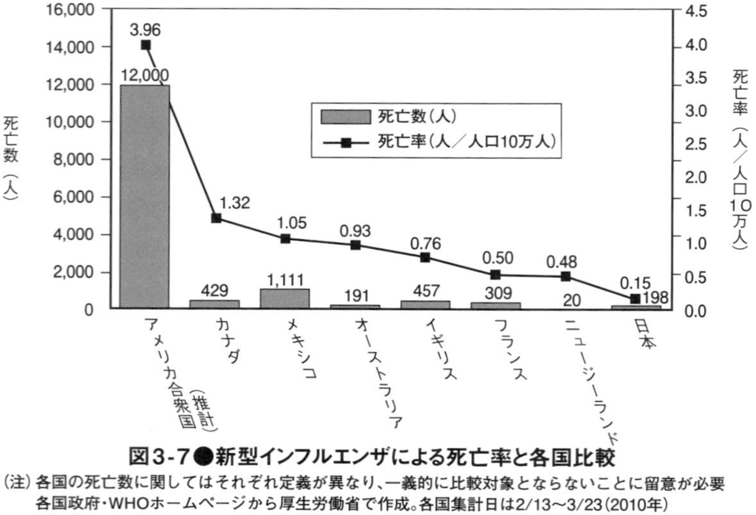

図3-7●新型インフルエンザによる死亡率と各国比較

（注）各国の死亡数に関してはそれぞれ定義が異なり、一義的に比較対象とならないことに留意が必要
各国政府・WHOホームページから厚生労働省で作成。各国集計日は2/13～3/23（2010年）
（資料）国立感染症研究所感染症情報センター月報（IASR）Vo131No.9　(2010年9月)

が従来の季節性インフルエンザと同じ傾向だったことを踏まえ，2011年3月31日付けで，2009年に発生した新型インフルエンザ（A/H1N1）について，「新型」の類型から外すことが公表された．これにより，新型インフルエンザ（A/H1N1）の名称は，4月1日以降「インフルエンザ（H1N1）2009」とよばれることになり，通常の季節性インフルエンザとして取り扱い，その対策も通常のインフルエンザ対策に移行されることになった．すなわち，指定届出機関（インフルエンザ定点）の管理者は，インフルエンザ患者と診断した場合には，週単位で，翌週の月曜日に届け出さなければならない．これに加えて，2011年9月5日から施行された規則の改定により，都道府県知事から指定された，患者を300人以上収容する施設を有する医療機関（いわゆる基幹定点）で，インフルエンザと診断した患者が入院を要する場合にも届け出をすることになった．

インフルエンザ（H1N1）2009の重症度

2009年に発生したインフルエンザ（H1N1）2009は，比較的軽症患者が多く，発生後わずか2年で人々のインフルエンザに対する危機感は薄れたように感じられる．厚生労働省から報告された，新型インフルエンザの発生動向によると，2010年3月下旬までに国民の6人に1人がインフルエンザで医療機関を受診し，受診者の1200人に1人が入院．入院患者の11人に1人が重症化し，受診者の10万人に1人が死亡したと推計されている．また，2009年に流行した新型インフルエンザでの各国の死亡率を比較したグラフを見ると，日本での死亡者数は198人で，人口10万人対比0.15人と非常に死亡率が小さかったことがわかる．しかし，アメリカ合衆国では人口10万人に対する死亡率は3.96，それ以外の国でも0.5～1.3と，日本の数倍多い．日本で死亡率が低かった理由として，日本では医療アクセスが非常に良く，抗インフルエンザ薬による早期治療が一般的に行われているためということがいわれている．2011年の慶應義塾大学小児インフルエンザ研究グループの報告によると，2009～2010年の流行期間中にインフルエンザで入院した小児の98％が抗インフルエンザ薬により治療を受けており，しかも約9割は症状が出現してから48時間以内に，そのうち7割は12時間以内に治療を受けていたとある．海外では48時間以内の治療開始は10～20％程度といわれており，抗インフルエンザ薬の早期治療開始は重要と考える意見も多い．しかし，早期治療とは単に抗インフルエンザ薬の早期投与だけではなく，早期の入院治療，重症例への適切な呼吸管理なども含んでいることを考慮すべきである．日本では重症例・死亡例の多くが抗インフルエンザ薬の早期投与を受けており，呼吸管理や補液もされている．抗インフルエンザ薬の重症化阻止の関与についてはさらに検討を要する．

さらに日本と諸外国との疫学的な取り扱いに関する違いもある．アメリカの

Column 鳥インフルエンザのほ乳類感染論文の掲載問題

2012年5月3日の英科学雑誌Natureに，鳥インフルエンザウイルスに関する東京大学の河岡らの研究論文を全文掲載することを，アメリカ政府が公表した．この研究は，強毒性のH5N1ウイルスの遺伝子の1本に変異を加え，2009年に流行したインフルエンザウイルスの遺伝子と置き換えただけで，ほ乳類のフェレットに感染するようになったという実験報告である．この鳥からほ乳類に感染するようになったウイルスの遺伝子変異は，わずか4ヵ所だったという．

アメリカ政府の科学諮問委員会は2011年末，河岡らとオランダの研究チームの2つの研究報告に対し，これらの研究が生物テロに悪用される可能性があるとして，論文の一部を削除するように勧告していたのである．しかし，わずかな遺伝子変異がおきても，鳥インフルエンザからほ乳類間でも感染するウイルスにかわるという発見は，インフルエンザの大流行対策に関する重大な研究であるとして，WHOは2012年2月に，厳格なウイルス管理など監視強化対策の条件付きで掲載することを勧告した．これを受けて，アメリカ諮問委員会は，ただちにテロを招く内容ではないと削除勧告を撤回したのである．オランダチームの論文も近くアメリカ科学誌Scienceに掲載される予定である．

病原性が強いウイルスを使用した研究に関して，研究の成果が重要か，悪用されることをおそれて発表をどう取り扱うか，今後ますます議論が繰り返されることになるかもしれない．

死亡率が異常に高い理由は，実際の死者数は評価されておらず，一定地域のデータをもとにした推定値であること，さらにインフルエンザによる死者の定義が，間接的死亡も含まれている可能性があることである．わが国の場合，インフルエンザに感染していたと推定されても，死亡原因が患者が以前から患っている基礎疾患であると医療機関が判断した場合には，必ずしも報告されていない事例が存在することも考えられる．また，インフルエンザに起因したと判断すると，マスコミが発表することになり，患者の家族はそうした事態を避ける傾向にある．基礎疾患が重症化している場合は，インフルエンザの感染が疑われても，インフルエンザ迅速キットでA型インフルエンザの診断以上の詳細検査（PCR検査）はあえて行わないような事例があることも予想される．成人患者で重症基礎疾患をもっていた症例の，インフルエンザ感染による病状悪化による死亡例は，日本では完全に報告されていたわけではない．このような疫学統計的な取り扱いの違いがあり，一概に日本人の重症化率，死亡率は低率であるとか，その要因としてわが国でのインフルエンザ対策が効を奏したとか，早期の抗ウイルス薬治療が死亡率の低下に重要であるなどとは，すぐには結論づけることはできないであろう．そのためか，前項でも記載した通り，感染症法においても2011年の9月からは，従来からのインフルエンザ定点でのサーベイランスに加えて，基幹定点において入院患者についてのサーベイランスを行うことになった．このことは，インフルエンザウイルス感染による症状の重症化や直接の死亡原因となった症例を把握していこうとするものであろう．

抗インフルエンザ薬

1）ウイルス侵入阻害薬

インフルエンザウイルスのHAが，細胞表面のレセプターに結合（吸着）し，エンドサイトーシスによって細胞内に取り込まれる（侵入）．その後，酸性pHのエンドソーム内でエンベロープにあるM2タンパク質がイオンチャネルとして働き，プロトンをウイルス粒子内に流入させることによりヌクレオカプシドを覆うM1タンパク質の殻を崩壊させる．さらにエンドソーム内の酸性条件下で，開裂型のHAタンパクは立体構造が変化して融合ペプチドが露出され，エンドソーム膜とウイルスエンベロープとの間に膜融合が引きおこされ，M1タンパクの殻がすでに崩壊しているため，ウイルスRNAが細胞質内に放出される．この侵入過程で重要な必要なM2タンパク質を阻害する薬物が，アマンダジンである．ただし，作用点となるM2タンパク質は，B型インフルエンザウイルスには存在しないため，A型インフルエンザにしか有効性がない．経口薬で安価であるが，耐性ウイルスが出現しやすいといわれている．

2）ノイラミニダーゼ阻害薬

宿主細胞内で増殖したウイルス遺伝子およびウイルスタンパク質が，宿主細胞膜に集まり，ウイルス粒子を組み立て，感染細胞から出芽していく．この段階で，子孫ウイルス粒子のHAは感染細胞膜のシアル酸レセプターと結合したままで，細胞外へ放出されない．この時に働くのがノイラミニダーゼであり，この酵素の働きでシアル酸を糖タンパク質から切断して，ウイルス粒子を細胞外へ遊離させる．すなわち，ノイラミニダーゼが働かなければ，インフルエンザウイルスは感染細胞から出芽できず，感染性の粒子が組織中に出ていくことができずに体内でのウイルスの増殖を阻止する．そのため，感染初期においてとくに有効であり，発症から48時間以内に投与開始することで，解熱効果や重症化を防ぐ効果がある．

2001年から臨床使用されているノイラミニダーゼ阻害薬として，吸入薬のザナミビル（商品名：リレンザ）と，経口投与薬のオセルタミビル（商品名：タミフル）がある．これらの薬剤に加え，2010年1月にはペラミビル（商品名：ラピアクタ），2010年10月にはラニナミビル（商品名：イナビル）が承認された．オセルタミビルとザナミビルが，発症早期から5日間の連続投与であるのに対し，ペラミビルは，静脈内投与による単回投与で長時間の有効性が得られる．ラニナミビルは，リレンザ同様の吸入剤であるが，単回投与ですむことが特徴である．

3）RNAポリメラーゼ阻害薬

ノイラミニダーゼ（NA）は，HAより抗原変異がおきにくいといわれていたが，2007/2008シーズンの後半から，NAタンパク質の275番目のアミノ酸がヒスチジンからチロシン（H275Y）に置換し，オセルタミビル耐性となる，

A/H1N1亜型ウイルスが世界各地で高頻度に検出されるようになってきた．2009年には，米国で97%，EU諸国で98%，韓国で99%，台湾で100%のA/H1N1ウイルス（Aソ連型ウイルス）がオセルタミビル耐性ウイルスの遺伝子変異をもつことが判明した．日本でも同様にA/H1N1ウイルスのほとんどに耐性変異がみられるといわれている．このような状況もあり，新規の抗インフルエンザ薬の開発が望まれている．2011年3月に承認申請が出された，新規抗インフルエンザウイルス薬「T-705」（一般名：ファビピラビル）は，ウイルスの感染細胞内での複製を阻害することで増殖を防ぐ，RNAポリメラーゼ阻害剤である．動物試験では，季節性ウイルスのみならず，ノイラミニダーゼ阻害剤耐性ウイルス，鳥由来の高病原性ウイルスにも効果を示すことが確認されたという．また，ノイラミニダーゼ阻害剤に比べ投与開始時期が遅れても効果を示すことも期待されている．

インフルエンザワクチン

現在のインフルエンザワクチンは，ワクチン製造用のインフルエンザウイルスを発育鶏卵に接種して増殖させ，漿尿液から精製・濃縮したウイルスをエーテルで部分分解し，さらにホルマリンで不活化したものである．一般にワクチンは，(1)弱毒生ワクチン（弱毒性の生きた病原体を使うもの），(2)不活化全粒子ワクチン（何らかの不活化処理をして感染性を失わせた病原体を使うもの），(3)成分ワクチン（スプリットワクチン：病原体の特定の成分を精製して使うもの）に大別され，インフルエンザワクチンではこの3種類とも実用化されているが，日本国内で認可され，流通しているのは成分ワクチンのみである．前年に流行したウイルスを考慮して，流行が予想されるA型インフルエンザ2株（A H1N1と A H3N2）とB型インフルエンザウイルス1株の3つのウイルス株のHAを精製して，混合した3価ワクチンである．孵化鶏卵由来のスプリットワクチンであるために，数ng/mL程度の卵白アルブミン成分が混入する可能性があるので，卵アレルギーがある場合は接種を控える必要がある．

現行のインフルエンザワクチンは皮下注射で投与され，気道粘膜免疫に関与するIgAを誘導するものではないので，気道粘膜でのウイルスに対する感染防

表3-2●インフルエンザウイルスワクチン摂取量

	2010年まで		2011年から	
	摂取量(mL)	接種回数	摂取量(mL)	接種回数
<1歳	0.1	2	0.25	2
1～2歳	0.2	2	0.25	2
3～5歳	0.2	2	0.5	2
6～12歳	0.3	2	0.5	2
≧13歳	0.5	1	0.5	1

御効果は完全ではない．したがってワクチンを接種してもインフルエンザに罹患する場合がある．インフルエンザワクチンの効果に関しては，ワクチン接種をしなかった場合におこる「危険性」をワクチン接種によってどのくらい減らすことができるかという相対危険で表わすことが合理的であるとされている．しばしば「有効率75%」というときは，「ワクチン接種者100人のうち75人が発症しない」ということではなく，「ワクチン接種を受けずに発症した人の75%は，接種を受けていれば発症を免れた」ということを意味するとされている．アメリカにおける，インフルエンザワクチンの効果の調査結果によると，ワクチン接種によって，65歳未満の健常者についてはインフルエンザの発症を70～90%減らすことができるという．また，65歳以上の一般高齢者では肺炎やインフルエンザによる入院を30～70%減らすことができるとされている．老人施設の入居者については，インフルエンザの発症を30～40%，肺炎やインフルエンザによる入院を50～60%，死亡の危険性を80%，それぞれ減少させることができるとされている．

わが国で行われているインフルエンザワクチンの13歳以下の小児の接種量は，海外に比べて複雑に区分されていた．インフルエンザ(H1N1)2009ウイルスが出現したとき，パンデミック対策の1つとして，小児への免疫力を高めるためにこのウイルスのワクチンを世界の標準接種量で接種する臨床研究が行われた．結果として，世界の標準接種量で接種した方が，日本の標準接種量で接種したときよりも免疫原性が優れ，しかも副反応は増加しないことが示された．しかし，3歳未満に接種した症例数が少なかったために，小児のインフルエンザワクチン接種量の変更は行われなかった．その後，3価インフルエンザHAワクチン(TIV)を用いてインフルエンザワクチン接種量の見直しの研究が行われた．結果はインフルエンザ(H1N1)2009ワクチンを用いて行ったときと同様に，世界の標準接種量で接種した群の方が優れた免疫原性を示した．また，日本でインフルエンザHAワクチンを製造しているすべてのメーカーが臨床試験を実施し，各社とも同様の結果であった．以上のことから，2011年からのインフルエンザHAワクチンの接種量を，世界の標準接種量と同じとすることになった．

インフルエンザワクチンの接種回数に関しては，世界では10歳未満の子どもが初めてインフルエンザワクチン接種を受けるときは2回，翌シーズンからは1回となっている．一方，日本の接種量を用いたインフルエンザワクチン接種試験によると，13歳未満では2回の接種でも免疫原性が低いため，13歳未満は毎シーズン2回接種が勧められている．接種量の増量によりプライミング効果が期待されるので，年齢による接種回数の変更についての検討が今後は必要となるであろう．

第4章 ウイルス性肝炎

B型肝炎被害と薬害C型肝炎訴訟の和解

2011年9月16日，B型肝炎訴訟の被害者と国で和解がなされた．ワクチンの集団予防接種での注射器使い回しによる，他人の血液に汚染した注射針で接種を受けるような状況を放置した．その結果B型肝炎ウイルスに感染して肝がんを発症した患者ら原告4人と国との和解が札幌地裁でなされたのである．この和解成立は，全国で初めてのことである．一連の訴訟は，2008年3月の札幌地裁への提訴に始まり，福岡，大阪など全国11地裁におよび，原告数は999人にのぼっている．

これに遡ること9年前，血液製剤フィブリノゲンによって，C型肝炎ウイルスに感染した人達が「薬害肝炎被害者の会」を結成した．血液製剤による薬害としては，すでに非加熱血液凝固製剤投与によるHIV感染が問題になっていたが，C型肝炎ウイルス感染の被害者がいるとの名乗りを上げたグループがいたのである．そして，2002年10月に，輸血や血液製剤，予防注射などによりC型肝炎ウイルスに感染した被害者が原告となり，国と製薬会社に責任を求めた，薬害C型肝炎訴訟がおきた．2007年12月25日には原告側が当時の自民党政権の福田首相と面会し，2008年1月15日に国との和解が成立した．そして，肝炎患者や肝炎ウイルス感染者への支援と医療体制の整備や経済的支援を規定した「肝炎対策基本法」が国会で可決され，救済法案が成立したのは政権が民主党へと変わった2009年11月であった．

この20年間におきた，人々のウイルス性肝炎への関心の高まりは，なによりも国民の健康と安全を守るための医薬品や予防接種が，このようなウイルス性肝炎の感染と関係していたということであろう．感染者は慢性の肝機能不全に陥り，肝細胞がんへと増悪することもあるという，疾患の重症度が高いことも注目される要因と考えられる．この章では，肝炎ウイルスによるウイルス性急性肝炎および慢性肝炎について解説する．ただしHBVとHCV感染による発がんメカニズムは，がんウイルスの章で詳しく述べることにする．

肝炎ウイルス

消化器系の臓器に感染して病気をおこすウイルスは，数多くある．とくに多くみられるのは，下痢症の原因となるロタウイルスやノロウイルス，アデノウイルス，コロナウイルス，エンテロウイルスなどである．また，インフルエンザやパラインフルエンザウイルスも，消化管の病気の原因となる．消化器系実質臓器への感染としては，ムンプスが膵炎の原因になることが知られている．肝臓に関しては，EBウイルスやサイトメガロウイルス（CMV），単純ヘルペスウイルス，麻疹ウイルスなども感染して肝炎がおきることがあるが，これらのウイルスとは別に，主たる感染細胞が肝細胞であり，肝炎をおこすウイルスを称して肝炎ウイルスとよんでいる．

肝炎とは，何らかの原因で肝臓に炎症がおき，発熱，黄疸，全身倦怠などの症状をきたす疾患である．単に「肝炎」というとウイルス性肝炎のことを指す．その他に肝炎をおこす原因として薬物，アルコール，アレルギーなどがある．日本人の肝炎の約80％は肝炎ウイルスが原因である．肝炎ウイルスに属するものは，A型肝炎ウイルス（HAV），B型肝炎ウイルス（HBV），C型肝炎ウイルス（HCV），D型肝炎ウイルス（HDV），E型肝炎ウイルス（HEV），G型肝炎ウイルス（HGV），TT型肝炎ウイルス（TTV）の7種が報告されているが，HGVはヒトでの肝炎の原因とはならず，TTVの病原性も不明である．HDVはウイルスとしては不完全で，これ自身が増殖して感染拡大するためには，HBVが重感染していることが必要である．この場合，HBVをヘルパーウイルスといい，このような不完全なウイルスをウイロイドとよぶ．HDVは，地

表4-1●肝炎ウイルスの比較

肝炎ウイルス	HAV	HBV	HCV	HDV	HEV
科　属	ピコルナウイルス科 ヘパトウイルス属	ヘパドナウイルス科 ヘパドナウイルス属	フラビウイルス科 ヘパシウイルス属	未分類(HBVの存在下でのみ増殖できる不完全ウイルス.ウイロイド)	ヘペウイルス科 ヘペウイルス属
粒子径	28nm	42nm	50〜60nm	36nm	27〜32nm
遺伝子	(+)1本鎖 RNA	二重鎖DNA 環状	(+)1本鎖 RNA	(−)環状 1本鎖RNA	(+)1本鎖 RNA
遺伝子長	7.8kb	3.2kb	9.4kb	1.7kb	7.5kb
エンベロープタンパク質	(—)	HBs抗原	E1,E2		(—)
コアタンパク質	VP1-VP4	HBc抗原	core	HD抗原	?
同定年	1973	1965	1989	1978	1983
潜伏期	約1ヵ月	2〜6ヵ月	2週〜6ヵ月	—	15〜50日
慢性化	0.1%	1%	70%	80%	0%
劇症化	<0.1%	1〜2%	<0.1%	2〜20%	2〜5%
感染経路	経口感染	血液感染	血液感染	血液感染	経口感染

中海沿岸，とくにイタリアに多く，幸いなことに日本ではまれである．

日本で臨床的に遭遇することも多く，問題となるのはHAV，HBV，HCVとHEVであろう．感染経路は，HAVとHEVは経口感染，HBVとHCVは血液を介した感染である．さらにHBVとHCV感染に特徴的なこととして，慢性肝炎から肝硬変，肝細胞がんへと進行することがある．つまり，肝細胞がんは他の実質臓器がんとは異なり，HBVまたはHCVの持続感染(キャリア)が，慢性炎症による線維化が進んだ肝臓を母地として発生する．このことは，肝炎ウイルス感染予防が，肝がんの発生数の減少に繋がり，感染者にあっては，抗ウイルス療法や抗炎症治療により，発がんのリスクを軽減または排除することが期待できることになる．

肝炎ウイルス発見の歴史

肝炎は紀元前から知られている疾患である．野生のチンパンジーをはじめとする類人猿が，ヒトに感染するウイルスと類似なB型肝炎ウイルスに感染していることから，人類がチンパンジーから分化するずっと以前の約500〜700万年前から肝炎ウイルスは地球上に存在していたと考えられる．しかし，肝炎ウイルスの実体がわかってきたのは，わずか60年前のことである．第二次世界大戦中，アメリカ合衆国従軍兵士に肝炎が頻発し，軍事上の大問題となったことがきっかけであった．戦傷のために輸血と血液製剤の注射が必要となったことがその原因である．肝炎ウイルスに持続感染している献血者からの輸血を受けることで肝炎となる．血液製剤は，何千人もの献血者から血液を集めて，それを原料として製造される．その中にたった一人でも肝炎ウイルスに感染している血液が含まれていれば，その血液製剤を源にして多数に肝炎をおこすことになる．

これとは別に，東南アジアなどの発展途上国で，飲料水や食物が原因となる肝炎が集団発生することが知られていた．感染を媒介する物として，血液と飲食物が想定され，肝炎ウイルスには２種類あることがわかった．アルファベットの大文字を使って，経口的に感染する肝炎をＡ型（HAV），血液を介して非経口的に感染する肝炎をＢ型（HBV）として区別するようになったのは，1947年以後のことである．興味深いのは，ウイルスとして発見されたのはHBVが1965年で，流行性肝炎として知られていたHAVが同定されたのは，1973年と10年近くも遅れていることである．これは，先にも述べたように血液を介した肝炎は，戦争で負傷した兵士への輸血や血液製剤の使用と関係しており，軍事的な影響がより強かったために，その原因追及の緊急性が高かったのであろう．

日本では，1950年代から1960年代半ばまで輸血用血液の大部分を民間血液銀行が供給しており，売血により集められた血液が輸血に用いられていた．当時は輸血を受けた患者のおよそ２人に１人が肝炎に感染していたとされる．1954年にビキニ環礁で水爆実験に遭遇して被曝した第五福竜丸乗組員に，高頻度で肝臓がんなどの肝疾患が発生した．これは，放射線障害の治療のために使用された輸血による肝炎ウイルス感染が原因となった可能性が非常に高いとの指摘がある．また，1964年に当時の駐日アメリカ大使であったライシャワー（Edwin Oldfather Reischauer）が日本で暴漢に襲われて負傷した際，売血を用いた輸血により肝炎に感染した事件は有名である．これは当時「黄色い血」事件として社会に大きな衝撃を与え，日本での輸血用血液の供給が，低品質な売血にたよる体制から献血によりまかなう現在の体制に切り替わるきっかけとなった．

このような時代背景があり，輸血が医療行為で重要な役割を占めるようになるほど，輸血後肝炎の病原体の解明が急がれた．B型肝炎ウイルス（HBV）は，1963年にブラムバーグ（Baruch Blumberg）らによるオーストラリア抗原の発見が契機となって同定された．この抗原は後にB型肝炎表皮抗原（HBsAg）とよばれることになる．発見当初は免疫血清学的手法を用いて研究されてきたが，1970年にHBVの本体であるDane粒子が同定された．そして，1972年には献血血液に対してHBsAg検査を義務づける法律がアメリカで成立した．

1973年になって，フェインストン（Stephen M. Feinstone）らは電子顕微鏡を使ってA型肝炎患者の糞便からウイルス（HAV）粒子を同定した．1978年，イタリア人消化器内科医のリゼット（Mario Rizzetto）と分子ウイルス学者のゲリン（John Gerin）がD型肝炎ウイルスを発見した．このまれなウイルスはB型肝炎ウイルスが存在するところで生き残り，先に述べたようにHBVをヘルパーウイルスとして一緒になって重い症状を引きおこす．その後，1983年にはバラヤーン（Mikhail Balayan）がE型肝炎ウイルス（HEV）を発見した．HEVは，HAVと同じく汚染された食品や飲料水を介した経口感染である．

HBV，HAVが発見され，輸血血液中からHBVが除去されるようになっても輸血後肝炎が約10％も発症するという状況が続いており，これらは「非A非B型肝炎」とよばれていた．血液を介して感染するウイルスの存在が疑われたため，研究者たちはまず未知の非A非B肝炎ウイルスを分離・同定することを試みた．しかし，優れた電子顕微鏡を用いた観察も，免疫学的な手法を駆使しても，この未知の肝炎ウイルスを発見することはできなかった．

1989年にアメリカのカイロン社のグループが，従来の方法とはまったく異なる手法を用いて非A非B型肝炎ウイルスを発見し，C型肝炎ウイルス（HCV）と名付けた．彼らは，非A非B型肝炎の病原体を含むヒトの血清によって感染させたチンパンジーの血清の中から，分子生物学的手法でC型肝炎ウイルス（非A非B型肝炎の80～90％を占める病原体）のクローンを作り，その遺伝子からウイルスタンパク質を発現させるという方法を使った．これは未知の病原体を発見する方法として，遺伝子工学的手法を用いるという新しい病原体発見の手法であった．こうしてHCVが特定された時点では，電子顕微鏡でも捕えられておらず，培養もされておらず，免疫学的な性質も知られていなかった．

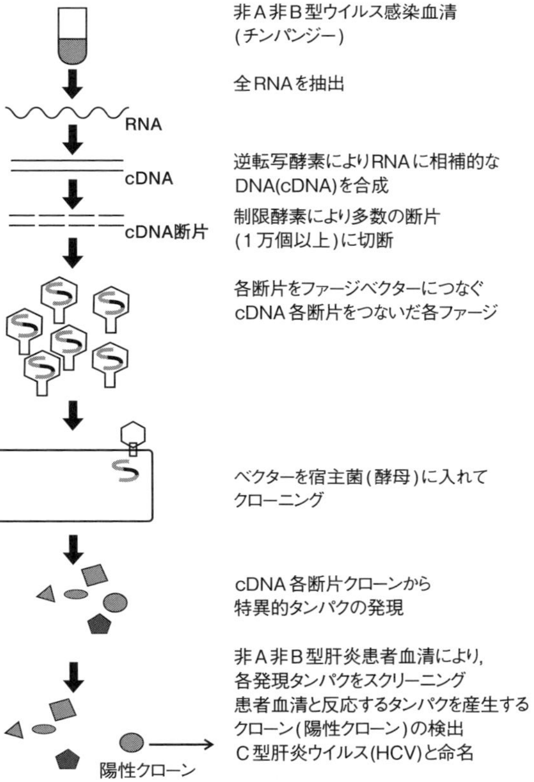
非A非B型ウイルス感染血清
(チンパンジー)
全RNAを抽出
RNA
cDNA
逆転写酵素によりRNAに相補的な
DNA(cDNA)を合成
cDNA断片
制限酵素により多数の断片
(1万個以上)に切断
各断片をファージベクターにつなぐ
cDNA各断片をつないだ各ファージ
ベクターを宿主菌(酵母)に入れて
クローニング
cDNA各断片クローンから
特異的タンパクの発現
非A非B型肝炎患者血清により,
各発現タンパクをスクリーニング
患者血清と反応するタンパクを産生する
クローン(陽性クローン)の検出
C型肝炎ウイルス(HCV)と命名
陽性クローン

図4-1●C型肝炎ウイルスの遺伝子学的発見方法

A型肝炎ウイルス(HAV)

A型肝炎ウイルス(HAV)は，プラス1本鎖RNAを遺伝子とするピコルナウイルス科ヘパトウイルス属(Hepatovirus)の，エンベロープをもたない直径約28nmの球状ウイルスである．ピコルナの名称の由来は，pico(最小の)rna(RNA型ウイルス)である．発展途上国では今でも普通にみられる感染症であるが，水洗トイレが完備されていなかった頃の日本でも頻繁にみられた．しかし公衆衛生環境が整った現在では，わが国でのHAV感染者数は減少している．急性ウイルス性肝炎の約半数はA型肝炎の患者であり，2000年から2005年の平均患者数は330人である．2003年11月の感染症法改正に伴い，単独疾患として感染症発生動向調査の4類感染症に分類され，現在は無症状病原体保有者を含む全診断症例の届け出が義務づけられているが，2007年以後も例年200例くらいが報告されている．2003年の血清疫学調査により，日本人の50歳以下の抗体陰性率は98％であり，HAV感受性者の増加と高年齢化が着実に進んでいることが示されている．現在の日本で感染の原因と考えられるものの多くは二枚貝，主にカキの生食である．

経口的に感染したHAVは，標的臓器の肝臓で増殖し，胆汁を介して消化管に排出される．消化管にウイルスが検出されるのは消化管組織で増殖したのではなく，肝臓から胆汁中に排出された結果であると考えられている．肝炎がおきるのは，肝細胞でのウイルス増殖による直接的な細胞傷害ではなく，宿主側の感染細胞に対する免疫反応による，細胞傷害性T細胞（CTL）の誘導の結果生じた肝細胞の損傷による．すなわち，細胞性免疫が十分に機能していない乳幼児では，HAVの感染があっても不顕性で終わるか，発病しても軽い症状ですむが，成人の感染は明らかな黄疸を伴うことが普通である．潜伏期間は15～50日，平均4週間で，38℃以上の急激な発熱から発症し，全身倦怠感や黄疸，悪心や嘔吐などがみられる．重症化すると著しく衰弱し，数週間から1ヵ月以上も休養が必要になることがあるが，慢性化することはきわめてまれである．また，一度HAVに感染すると，このウイルスに対する抗体が作られて，この抗体は生涯なくなることがない終生免疫となって，再感染することはない．ただし，急性肝炎の数％が劇症化し，高齢者ほど，劇症肝炎の危険があるので注意が必要である．アメリカの資料では劇症肝炎の致死率は0.3％，50歳以上では1.8％といわれている．しかし，迅速な診断と，補液などの適切な治療がなされれば，致死率は考えられているより低くなると思われる．

A型肝炎の確定診断は血清中のHAV特異的IgM抗体の検出でなされる．固相化抗ヒトIgM抗体に患者血清を反応させ，さらにHAV抗原，標識HAV抗体を順次反応させる簡便なIgM捕捉キットが市販されている．IgM抗体は発症から約1ヵ月後にピークに達し，3～6ヵ月後には陰性となる．重症例ほどIgM抗体価は高く，発症6ヵ月以降にも検出される例がある．ただし，A型肝炎は潜伏期間が約1ヵ月と長いので，原因食材の特定は一般に困難である．病原体が検出されるのは主として集団発生した食中毒の場合であり，遺伝子検出

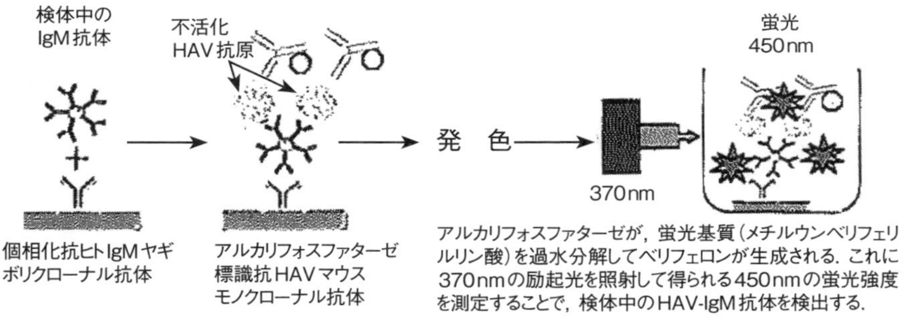
検体中の
IgM抗体
不活化
HAV抗原
蛍光
450nm
発　色
370nm
個相化抗ヒトIgMヤギ
ポリクローナル抗体
アルカリフォスファターゼ
標識抗HAVマウス
モノクローナル抗体
アルカリフォスファターゼが，蛍光基質（メチルウンベリフェリルリン酸）を過水分解してベリフェロンが生成される．これに370nmの励起光を照射して得られる450nmの蛍光強度を測定することで，検体中のHAV-IgM抗体を検出する．

図4-2●HAV-IgM補足キットの原理

法の結果が感染経路の特定に利用されている．

IgGおよびIgA抗体の測定は，特殊な血清疫学調査以外には使われていない．IgA抗体は感染後1～2年間，IgG抗体はさらに長期間持続するので，一般的な血清疫学調査，免疫グロブリンやワクチン接種対象者の選択などには，全クラスのHAV抗体を測定するELISAなどが用いられる．なお，検出されるHAV抗体はウイルス粒子と結合する防御抗体であり，過去の感染またはワクチン接種を意味する．

ワクチンは，培養細胞馴化株を精製してホルマリン処理した不活化ワクチンが世界的に使用されている．日本で開発されたワクチンは，アジュバントやチメロサールなどを含まない凍結乾燥品である．0，2～4週，24週経過後の3回のスケジュールで皮下または筋肉内接種を行なえば，抗体獲得率はほぼ100%であり，防御効果は少なくとも数年以上続く．海外へ渡航（とくに上下水道の整備が整っていない地域）するときは，なるべくA型肝炎ワクチンを接種することが必要である．

B型肝炎ウイルス（HBV）

HBVはヘパドナウイルス（hepadna）に属する，直径42nmの球状粒子であり，デーン（Dane）粒子ともよばれる．直径28nmのコア粒子と，これを覆うエンベロープの二重構造から成っている．遺伝子は，長短不揃いな2本鎖環状DNAで，肝炎ウイルスのうち唯一のDNA型ウイルスである．さらに特徴的なことは，HBVは粒子（ビリオン）内にDNA合成に関わるHBV DNAポリメラーゼをもち，これが逆転写作用をもつことである．HIVなどのレトロウイルス以外に，逆転写をするウイルスは，現在知られているのはヘパドナウイルスだけである．ウイルス学的に興味深いのは，レトロウイルスの場合，感染して細胞内に侵入したウイルスRNA遺伝子が逆転写酵素の働きでDNA（プロウイルスDNA）となり，核内に移動して感染細胞染色体DNAに組み込まれるという，ウイルス増殖サイクルの前半に逆転写酵素が働く．これに対してヘパドナウイルスの逆転写は，ウイルスが感染性をもつビリオンとして成熟する増殖サイクルの後期過程にみられる．

細胞へ吸着，侵入した粒子は，細胞質内で脱殻して核へ移行する．核内でゲノムの短い方のプラス鎖DNA部分が修復されて，超らせん構造の閉鎖環状DNAとなる．これは，宿主細胞由来のRNAポリメラーゼの鋳型となり，mRNAに転写されてウイルスタンパク質の合成が行われる．それとは別に，長鎖DNAからプレゲノムRNAが転写されて細胞質へ運ばれ，HBV DNAポリメラーゼ，プライマーとともにコア粒子内に包みこまれる．続いて，プレゲノムRNAからタンパク質をプライマーとしてHBV DNAポリメラーゼの逆転写反応によって末端重複配列を有する長鎖DNAが合成される．この時，DNAポリメラーゼのRNaseH活性によりプレゲノムRNAは分解されるが，5′末端の17塩基だけ残る．この残ったRNAは長鎖DNAの末端の領域に対合して短鎖DNA合成のプライマーとなる．短鎖DNAは，まず長鎖DNAの5′末端まで伸長し，その後長鎖DNAの重複配列を利用して鋳型を切り換え伸長を続ける．この合成途中に小胞体上でウイルスエンベロープによってコア粒子が包み込まれ，完全な二重鎖DNAが完成しないうちに細胞外へ放出される．

HIV表面のエンベロープはリポタンパク質で，HBV表面抗原（HBs抗原，1976年にブランバーグが発見した時にオーストラリア抗原とよんでいた抗原）を有する．HBs抗原は，HBV粒子とは別個に，直径22nmの小型球形粒子あるいは管状粒子として，それぞれビリオンの500～1000倍，50～100倍の濃度で血液中に存在している．HBs抗原には主として4つのサブタイプ（adr，adw，ayw，ayr型）があり，その型は世界の感染地域ごとに特徴ある分布を示している．近年は，遺伝子レベルでの分類が行われ，8種類の遺伝子型（A～H型）に分類されているが，この遺伝子型には地域特異性があること，また慢性化率など臨床経過に違いがあることが知られている．それゆえ，感染源や感染経路を推定する場合に，HBVのサブタイプ検査が有用なことがある．次項でも述べるが，日本では遺伝子型Cが多くみられ，母子感染によるHBVキャリアが多かったが，近年では性感染などで成人になってからのHBV感染がみられ，国内で流行していなかったタイプのB型急性肝炎，すなわち欧米型で慢性化しやすい遺伝子型Aの感染者が増加していることは注視すべきことである．

コア粒子は肝細胞の核内で産生され，表面にB型肝炎コア抗原(HBc抗原)を有する．肝細胞の細胞質中でエンベロープに覆われることによって，HBVのビリオンがつくられる．すなわち，コア粒子がむき出しになった状態では血液中には存在しないので，HBc抗原は通常の検査では測定できず，検査はほとんど行われない．これに対して，HBVのコア部分にあたる可溶性抗原タンパク質であるHBe抗原は，血液中にも出てくるので測定しやすく，感染性が

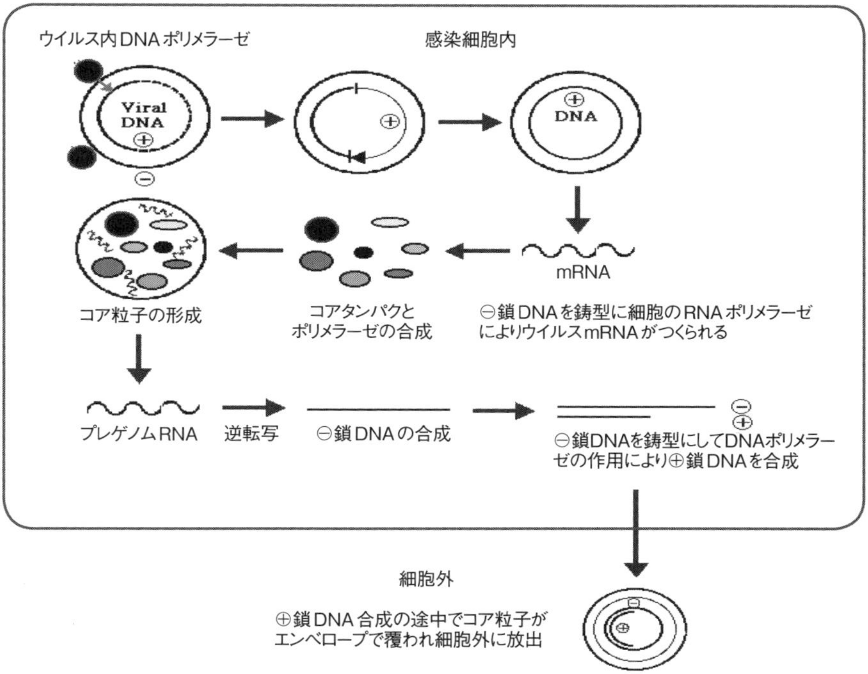

図4-3●ヘパドナウイルスの複製機構

あるHBVの量をそのまま反映する．

HBVの感染経路・病態・検査(ウイルスマーカー)・治療

HBV感染は血液媒介による感染で，以前は母子感染が問題となっていた．妊婦がHBe抗原陽性の場合，母児間の垂直感染により，児はほぼ100％HBVに感染する．1985年より「B型肝炎母子感染防止事業」が開始され，すべての妊婦はHBV検査を受けて，HBe抗原陽性の母親から出生してくる児には公費負担で感染防止処理が行われてきた．これにより母子間のHBV感染例は劇的に減少した．現在問題になってきているのは，成人でのHBV感染であろう．感染経路が不明の場合も多いが，その大半は性的接触による感染が推定されている．男性では20～60歳，女性では15～45歳の各年齢層で，感染経路として性的接触がそれ以外の原因を上回っている．その他の感染経路としては，輸血(以前は，献血によらない輸血による感染も多かったが，HBs抗原を指標としたスクリーニングが行われるようになった1993年以降は，HBVによる輸血後肝炎は激減している)，歯科治療，入れ墨，ピアス，医療従事者における針刺し事故などが考えられる．

HBVの感染には一過性感染と持続感染の2種類がある．成人がHBVに感染した場合，他の肝炎ウイルス感染と同様に，肝細胞胞内で増殖したウイルスによる細胞傷害ではなく，自身の免疫細胞がウイルス感染細胞を攻撃する結果としての肝細傷害がおきる．侵入したHBV対する宿主の免疫応答が十分であれば，感染肝細胞は破壊され，全身倦怠，食欲不振，黄疸などの肝炎の症状が出現した後，数ヵ月でHBVは体内から完全に排除されて治癒し，感染は一過性に終わる．これがB型急性肝炎であり，宿主は終生免疫を獲得することになる．

免疫機能が未熟な小児，あるいは免疫機能不全の成人がHBVに感染した場合には，肝炎の症状を示さず，HBVは排除されずに長期(6ヵ月以上)にわたって肝細胞内で増殖を続けることがある．これがHBVの持続感染であり，このような状態にある感染者をHBVキャリアという．大部分のキャリアは自覚症状も肝機能異常もなく，無症候性キャリアとよばれる．持続感染者のうち10～15％は慢性肝炎に移行し，そのうちのさらに20％程度が肝硬変，肝がんを発症する．

2003年11月の感染症法の改正に伴い，急性B型肝炎は，感染症発生動向調査における全数把握の5類感染症である「ウイルス性肝炎(E型肝炎及びA型肝炎を除く)」に分類された．診断した医師は，7日以内の届け出が義務付けられている．2003年以後，HBV急性肝炎と報告された例は年間200～300例である．男性は20代，30代に感染者のピークがあり，女性では20代にピークがある．14歳以下の小児または70歳以上の高年齢層の感染報告数は少ない．

B型慢性肝炎は年間40万人程度で，慢性肝炎全体の1/3を占め，そのほとんどがキャリアからの発症である．

B型肝炎のウイルス診断としては，HBs抗原・抗体，HBc抗体，HBe抗原・抗体，HBV DNA検査，およびHBV DNAポリメラーゼ活性の測定が行われている．HBVの慢性感染状態ではHBs抗原が持続的に産生されており，HBs抗原が陽性であればB型肝炎と診断される．HBs抗体はHBVに対する中和抗体と考えられており，HBs抗原は経過とともに減少，消失し，HBs抗体が出現してくる．しかしまれには，HBs抗原の抗原決定領域に変異があるために，HBs抗原が検出されないこともある．また，HBVによる劇症肝炎の場合も，診療が開始された時点ではすでにHBs抗原が消失していることがある．したがって診断の際には，IgG-HBc・IgM-HBc抗体価を合わせて測定することが望ましい．すなわち，HBs抗原陰性でもIgM-HBc抗体が高力価であればHBVキャリアを疑い，さらにHBV DNAの検出などを行う．IgG-HBc抗体はIgM-HBc抗体に遅れて出現する．HBc抗体は中和抗体でなく，IgG-HBc抗体陽性の場合，現在HBVに感染している場合と，すでに治癒している場合の両方の可能性がある．HBe抗原はHBV増殖時に産生される．一般にHBe抗原陽性の場合，肝内でのウイルス増殖が盛んで血中にウイルスが多量に存在し，感染性も強いと考えられる．一方，HBV遺伝子のコアプロモーター領域やプレコア領域の変異によって，HBe抗原を産生しないウイルスの存在が明らかになっており，B型劇症肝炎例でこのような変異HBVが多く観察されることが報告されている．HBV陽性血清の感染力の評価，HBV感染の自然経過の解析，抗ウイルス薬による治療効果の予測と効果判定などを目的とした詳細な病原体診断には，高感度な遺伝子検査法によるHBV DNAの定量および塩基配列の解析が必要である．

B型急性肝炎の場合は，一般に肝庇護療法により，ほとんど治癒する．しかし，急性肝炎を発症し，ごくまれに劇症肝炎となり死亡する危険性もあるため，注意が必要である．B型慢性肝炎の場合は，ウイルスを体内から完全に排除することはほぼ不可能で，治療の目的は「ウイルスの増殖を低下させ，肝炎を沈静化させること」である．治療薬は，インターフェロン（IFN）と逆転写酵素阻害薬である．IFNは，体内での吸収・分解を遅らせるPEG化IFNが承認され，週1回の注射で投与される．HBV治療薬として認可されている逆転写酵素阻害薬は，ラミブジン，アデフォビル，エンテカビルの3種類である．しかし，B型慢性肝炎を発症したからといって必ずしもすぐに治療を始めなければならないというわけではなく，治療開始の判断は，年齢（35歳を境目とする），ウイルス量，炎症や線維化の程度などを評価して決定していく．

B型肝炎は，HBV遺伝子型により治療効果が異なるため，遺伝子型を測定して治療法を決定することが望ましい．とくに，遺伝子型AおよびBは，35歳以上でもIFNの効果が高率であることから，第一選択はIFN投与が望ましい．

2000年にラミブジンの臨床使用が承認され，ウイルスの増殖を抑える抗ウイルス薬としてB型肝炎の治療薬の主流であったが，この薬剤を長期投与した場合に耐性ウイルスが出現し，臨床効果を妨げていることが明らかになってきた．その中でもっとも報告が多いのが，逆転移酵素に特徴的なアミノ酸配列であるチロシン（Y），メチオニン（M），アスパラギン酸，アスパラギン酸（D）で構成されるYMDDモチーフとよばれる部分の変異である．ラミブジン耐性HBVではMがバリン（V）あるいは，イソロイシン（I）に変異したYVDD，YIDDといった変異体が存在する．この変異を検出することはラミブジンを長期投与する場合において，病態の把握や予後の予測に重要である．ラミブジン耐性株が出現した場合には，アデホビル治療の追加，あるいはエンテカビル治療への変更が検討される．2006年以後は，エンテカビルの使用が主流となってきている．

C型肝炎ウイルス（HCV）

C型肝炎ウイルス（HCV）はフラビウイルス科ヘパシウイルス属に属する直

径50～60nmのRNA型ウイルスである．直径約33nmのコアと，これを覆うエンベロープの二重構造を有している．

1989年に，非A非B型肝炎患者から遺伝子の断片が分離されたことを契機として，その存在が明らかとなり，かつて正体不明の肝炎ウイルスとして非A非B型肝炎ウイルスとよばれていたもののほとんどがHCVであることが判明した．

約9400塩基から成るプラス1本鎖RNAをもち，ウイルス学的な性状は既知のフラビウイルス(日本脳炎ウイルス，デングウイルスなど)に似ている点もあるが，塩基配列の類似点はほとんどない．塩基配列の解析から，日本には少なくとも4種類のサブタイプが存在すると考えられている．また，世界的にも新しいタイプがつぎつぎと報告されており，現在までに10種類以上の遺伝子型(genotype)が発見されており，アメリカでは1a型が，ヨーロッパでは1a型と3a型が，日本では1b型が70%と多く，続いて2a型と2b型が多い．治療効果の観点から，日本において遺伝子型に対し，2種類の血清型(serotype)で以下のように分類されている．

1群(Group 1)：主に1a型，1b型，1c型

2群(Group 2)：主に2a型，2b型，2c型

このようなHCVのタイプを調べることによって，インターフェロン療法の治療効果の予測がつくようになってきた．また，HCVに感染するとほぼ確実に抗体が産生されるので，抗体検査は診断上重要である．

HCVの感染経路・病態・検査(ウイルスマーカー)・治療

HCVの伝播は血液を介して行われるが，性行為による感染や母子感染はきわめてまれといわれている．1990年代以前は，輸血による感染が多かったが，現在では輸血に使用される血液の検査体制が確立されており，ディスポーザブルの器具の普及もあり，輸血による感染例は激減している．現在問題となる感染経路は，針刺し事故や入れ墨，覚醒剤などの注射器の回し打ちなどである．

HCVは肝細胞と一部のリンパ球を標的細胞として感染する．初期感染では，自覚症状が乏しい場合もあるが，発熱・全身倦怠・食欲不振・悪心・嘔吐など

が出現し，血液検査にて肝機能障害（AST・ALT；肝臓逸脱酵素の高値），黄疸（ビリルビンの高値）を認める急性肝炎症状を呈する．多くは症状が強いほど自己の免疫応答によってHCVの排除が行われるが，70％程度は感染が遷延化し持続感染へと移行する．HCV感染では，自覚症状がほとんどない人も少なくないが，そのため発病に気がつきにくく，慢性化しやすいのもC型肝炎の怖いところである．なお，HAVやHBVと比較して劇症肝炎をおこす例はまれである．持続感染は，HCVが宿主の免疫機構からエスケープした結果，ウイルスが排除されず，血液検査にてHCV-RNA陽性状態が続いている状態である．

血液検査にて，HCV-RNA陽性でも肝機能が正常な無症候性キャリアもあるが，多くの場合はALT高値が持続する慢性肝炎となる．慢性肝炎が5～10年以上経過することで，約60％が肝硬変へと増悪し，肝硬変発症後は年間7～8％が肝細胞がんを発症する．

C型肝炎治療薬は，1990年代からインターフェロン（IFN）の投与が行われていたが，2004年から，REG-IFNとリバビリンの併用療法が保険診療に加わった．C型慢性肝炎におけるIFN療法には，ウイルス駆除を目的とした根治療法と，ウイルス駆除はできないが肝機能障害の進行や発がんの進行を阻止する目的で行われる．先にも記載したように，HCVの遺伝子型によりIFNの治療効果に違いがみられる．日本でみられるのは，主に1b，2a，2b型である．もっとも多いタイプの1b型は，IFNの効果はあまり高くないが，2a，2b型は治療効果が高い．現在ではHCVの遺伝子型やウイルス量を調べ，さらに患者の年齢や肝機能の状態も参考にして治療方針を立てている．

新規抗HCV薬

インターフェロンとリバビリン併用で効果がみられない症例に対して，近年の新規抗ウイルス薬の開発にめざましいものがある．STAT-C（specifically targeted antiviral therapy for HCV）とよばれる，HCVの増殖に必要な酵素などを阻害する一連の薬が注目されており，ウイルスのプロテアーゼであるNS3およびHCV複製に不可欠なRNA依存性RNAポリメラーゼである

NS5Bという2つの酵素の阻害薬に関する研究成果が報告されている.

開発がもっとも進んでいるのはプロテアーゼ阻害薬VX-950，テラプレビル(telaprevir)である．この薬は，HCVの増殖に関与しているNS3-4Aプロテアーゼを直接阻害し，PEG-IFNとRBVとの3剤併用試験で，標準療法のPEG-IFN/RBVの2剤併用療法に比べて高い有効率と治療期間の短縮化が期待されている．ボセプレビル(Boceprevir)も，HCV非構造3(NS3)活性部位に結合するプロテアーゼ阻害薬で，テラプレビルと同様，耐性ウイルスの出現を抑制するためにPEG-IFN/RBVと併用する必要がある.

BMS-790052は，化学遺伝学によって強力なHCV特異的阻害薬であることが突き止められた化合物で，非構造タンパク質5A(nonstructural protein 5A；NS5A)という，酵素活性がわかっていない第三のウイルス分子の低分子阻害剤である.

ポリメラーゼ阻害薬ではロシュがR1626のフェーズⅡa試験途中経過を発表し，PEG-IFN/RBVの2剤併用療法に比べて20%程度有効率が上がることが期待されている.

E型肝炎ウイルス(HEV)

E型肝炎は，従来，経口伝播型非A非B型肝炎とよばれてきたウイルス性の急性肝炎で，その病原体はE型肝炎ウイルス(HEV)である．HEVは直径27～32nmのエンベロープをもたない，約7.5kbのプラス1本鎖RNAを遺伝子とする小型球形のウイルスである．形態学的にはノロウイルスに類似し，かつてカリシウイルス科に分類されていた．しかし，ウイルス遺伝子上のウイルスタンパクの配置，とくに非構造タンパクの機能ドメインの配置がカリシウイルスとはまったく異なることが明らかになり，現在ではヘペウイルス科(*Hepeviridae*)，ヘペウイルス属(*Hepevirus*)に分類されている.

日本，ヨーロッパ諸国，北米大陸においては非A非B肝炎といえばC型肝炎を意味するが，発展途上国では事情が異なり，大部分はE型肝炎であるといわれる．E型肝炎はアメリカ，日本，ヨーロッパなどの先進各国では散発的に発生し，その大半は輸入感染症と考えられてきた．しかし近年，先進国において

HEV常在地への渡航歴のない急性肝炎患者から遺伝子が検出されたことや，ブタやイノシシからも遺伝学的にきわめて類似のウイルスが検出されることなどから，非流行地と思われる地域にもHEVはすでに土着しており，動物由来感染症である可能性が濃厚になってきた．発展途上国，先進国を問わずブタのHEV感染は高率にみられている．日本国内の調査でも2～3ヵ月齢のブタの血清や糞便からHEV遺伝子が高率に検出されており，また，各地の野生イノシシでHEVが拡く侵淫していることも明らかにされている．注意しておかねばならないこととして，HEVの感染経路は経口感染ではあるが，ウイルス血症の時期が長く，無症候急性感染献血者からの輸血後感染も数例報告されている．

E型肝炎の臨床症状はA型肝炎のそれと似ており急性肝炎の原因となるが，慢性化することは少なく一般的に予後は良好である．しかし，一部の患者では劇症肝炎を併発することもあり，その場合のE型肝炎の致死率はA型肝炎の10倍といわれる．とくに感染妊婦の致死率が高いことが特徴で，その死亡率は20～30％に達するという報告もある．E型肝炎の罹患率は大流行でも散発例の場合でも青年と成人で高く，小児で低いことが知られている．HEVの潜伏期間は15～50日，平均6週間であり，平均4週間といわれるHAV感染の潜伏期に比べていくぶん長い．E型肝炎の典型的な症状である黄疸は発症後の1～11病日目に顕著になる．この時期にAST値とALT値は著しく上昇し，IgG抗体とIgM抗体がともに検出される．発症前後の短期間ではあるが，血液と糞便からウイルスRNA をRT-PCRで検出することができる．まれにIgM抗体が長期間持続し，便中へのウイルス排泄を伴って長期間ウイルス血症状態が続く例もみられる．

日本での取り扱いは，2003年11月の感染症法改正に伴い，「E型肝炎」として独立した4類感染症となり，診断後直ちに届け出が必要となっている．

第5章 STD（性感染症）

現代の緋文字“ヘルペス”

Timeというアメリカのニュース雑誌はご存知であろう．そのTime誌の1982年8月号の表紙は,『Today's Scarlet Letter “Herpes”(現代の緋文字“ヘルペス”)』という衝撃的なタイトル文字で飾られていた．Scarlet Letterは，19世紀アメリカ文学の名作として名高いナサニエル・ホーソーン(Nathaniel Hawthorne)の小説である．17世紀のアメリカ,ニューイングランドのピューリタン社会を舞台とした話である．不義の罪の象徴として,主人公のヘスター・プリン婦人は“A”(姦通を意味するadulteryの頭文字)の赤い文字の刺繍を縫い付けられた衣服を身に纏うことになり，生まれたばかりの子を胸に抱いて絞首台で群衆の目に晒される．死刑は免れるが，彼女は人々から蔑まれ，贖いの人生を送ることになる．自らの罪(緋文字)を胸に秘め，そのために苦悩しながら，真実の愛を貫き通して闘った女性の姿を描いた物語である．作者は，この物語を通して神の赦しと罪悪についての問題を提起している．1995年に，デミー・ムーア主演で映画化されているが，これは原作と異なり，主人公の2人は新天地で新しい人生をやり直すという，ハッピーエンドで終わっている．

何故1980年代になってヘルペスをショッキングなタイトルで取り上げる事情があったかというと，以前はタブー視されていた性に関する問題を避け続けて生活することが困難な時代へと変化してきたからである．1970年代初頭から，ウーマンリブという女性解放運動が先進諸国でおきて以来，男女平等が叫ばれて女性の社会的進出や地位も高まった．健全な家庭生活が推奨された時代から，個人の自由が重要視されて性行動への制限も緩やかになってきた．エイズの章でも述べたことであるが，同性愛という恋愛形態も顕性化してきたし，何よりも自由な性行動をタブー視できなくなり，それに伴う性感染症が増えてきた．とくに，それまではあまり重大な感染症とは考えられていなかったヘルペスウイルスが性器に感染症をおこせば，この時代の新しい緋文字として患者は辱めと苦悩に陥ることへの警告として取り上げられたのであろう．

性行為によって感染する疾患は，限られた濃厚密接な接触で伝播する微生物による疾患であると考えられ，性病（venereal disease）とよばれていた．日本では，1945年に制定された性病予防法で，梅毒，淋病，軟性下疳，鼠径リンパ肉芽腫（第四性病）の４つの疾患が性病と規定されていた．古くは，性病のことを花柳病ともよび，花柳界で感染する病気と偏見視していた．しかし，社会の変革と共に，性的接触によって伝播する感染症は，決して限られた職業や集団に属する人だけの病気ではなく，性行為の経験があれば誰もが感染する可能性がある．このことを社会全体に理解させ，偏見を少なくするために性病というよび名は使われなくなり，一般に性感染症（STD：sexually transmitted disease/STI：sexually transmitted infection）とよばれるようになった．その疾患も性病予防法で規定されていた4疾患は減少してきて，性器ヘルペス，性器クラミジア，トリコモナス，尖圭（せんけい）コンジローマなどの増加が顕著化してきている．とはいえ，梅毒の国内報告例はここ数年増加してきており，年間600例以上もある．淋菌感染症にはさらに多くの患者が感染しており，国立感染症研究所によると，2009年は9285人の感染報告があり，アメリカでは毎年65万人の感染者が出ているという．

1999年に感染症法が施行された時に性病予防法は廃止され，2003年の感染症法改正以後は，梅毒と淋菌感染症は，性器クラミジア感染症，性器ヘルペス，尖圭コンジローマと一緒に，5類感染症に分類されている．これまでに述べたHIVやHBV感染も，もっとも多くみられる感染経路は性行為による伝播であり，STDでもある．感染源の微生物は，体液，精液，膣分泌液，血液などに含まれ，性行為により性器や泌尿器，肛門粘膜を介して感染する．また，口腔，気道，眼からも感染することがあるが，健常な皮膚からの感染リスクはほとんどない．性行為経験があれば誰でも感染する可能性があるということは，性的活動が多い20～30代の年齢層にとくに多くみられる．これらの年代は妊娠・分娩と関わりがある年代であり，また働き盛りの社会的な生産層でもあるために，感染対策は社会的に重大な課題である．その病気が本人のみに限らず，パートナーや子供達に受け継がれてしまうことも問題である．また，性行為の低年齢化も進んでおり，十分な知識をもたない10代の青少年にもSTDが拡がってきている現状から，これらの年齢層への感染対策に関する教育は重要なことである．

この章では，感染症法で5類感染症性感染定点（月報）報告対象である性器ヘルペスウイルス感染症，性器クラミジア感染症，淋菌感染症，尖圭コンジローマ，および同じく5類感染症で全数報告対象である梅毒について記載する．

性器ヘルペスウイルス感染症

性器ヘルペスウイルス感染症（genital herpes simplex virus infection，以下性器ヘルペス）は，単純ヘルペスウイルス（HSV）の感染によって性器やその周辺に水疱や潰瘍などの病変が形成される疾患である．ヘルペス（herpes）とは小水疱・小膿疱が集簇した状態である，疱疹状の皮膚病変を意味する．感染はHSV に感染している相手との性交によっておこり，相手の性器に明らかな病変がある場合のみならず，無症状でも性器の粘膜や分泌液中にウイルスが存在する場合には感染する．また相手の唾液中にHSV が排出されている場合には，口唇性交によっても感染する．感染症法では，5類感染症の性感染症定点把握疾患に分類されている．定点とは，感染症の発生状況を知るために一定の基準に従ってこれらの情報を報告してくれる医療機関のことを意味し，流行状況について全体の傾向ができるだけ反映できるように，定点に指定された疾患群ごとに関係医師会の協力を得て，保健所管内の人口に応じた数の定点医療機関が無作為に選定されている．定点当たり報告数とは，1週間毎の一定点からの報告数を示す数値で，この数値によって，各地での感染症の流行の状況を把握することができる．

感染症法施行後の報告数は増加傾向にあった性器ヘルペスであったが，厚生労働省の動向調査では2006年以後，一見減少傾向にある．しかしこれは，2006年から再発型を登録しないことになったためで，実質的に患者数が減少しているとは思われない．

図5-1●ヒトヘルペスウイルスの分類と原因となる疾患

科	特徴	亜科	潜伏／持続感染部位	医学上重要なウイルス 一般名	医学上重要なウイルス 正式名	ウイルス感染が原因となる主な疾患 顕性初感染	ウイルス感染が原因となる主な疾患 回帰発症	ウイルス感染が原因となる主な疾患 日和見感染など関連疾患
ヘルペスウイルス	形 球状 大きさ 120〜200nm 核酸 二重膜DNA カプシド 正20面体 エンベロープ あり	α	神経・神経節	単純ヘルペスウイルス1型(HSV-1)	HHV-1	ヘルペス性口内炎	口唇ヘルペスなど	ヘルペス脳炎，新生児ヘルペスなど
				単純ヘルペスウイルス2型(HSV-2)	HHV-2	性器ヘルペス	性器ヘルペス	
				水痘・帯状疱疹ウイルス(VZV)	HHV-3	水痘	帯状疱疹	脳炎、肺炎
		β	唾液腺，リンパ球，マクロファージなど	サイトメガロウイルス(CMV)	HHV-5	伝染性単核症様症候群	不明	巨大封入体症，間質性肺炎，肝炎など
				ヒトヘルペスウイルス6	HHV-6	突発性発疹	不明	不明
				ヒトヘルペスウイルス7	HHV-7	突発性発疹	不明	不明
		γ	リンパ球	エプシュタインバーウイルス(EBV)	HHV-4	伝染性単核症	不明	バーキットリンパ腫，上咽頭がん，一部の胃がんなど
				ヒトヘルペスウイルス8(KSHV)	HHV-8	不明	不明	カポジ肉腫に関連

HSVは一度感染すると神経節に潜伏し，その後長年にわたって再発を経験することがある．性器ヘルペスの場合，抗ウイルス薬を服用して皮疹がいったん治っても，ウイルス遺伝子は宿主細胞に潜んでいて，体内外の刺激により再活性化してウイルス増殖がおこり，病気の再発がみられる．この再発を回帰発症とよぶ．

ヘルペスウイルス科に属するウイルスは線状の2本鎖DNAをゲノムとしてもち，正20面体のカプシドタンパク質が核膜由来脂質膜のエンベロープに包まれた直径120〜200nmの球状粒子である．ウイルスの増殖は宿主細胞の核内で行われる．ヒトに感染するヒトヘルペスウイルス(HHV：human herpes virus)には8種類が知られている．ウイルス学的には，アルファヘルペスウイルス亜科，ベータヘルペスウイルス亜科，ガンマヘルペスウイルス亜科に分類され，アルファヘルペスウイルス亜科に属するHSV-1とHSV-2の感染が性器ヘルペスの原因となる．

HSV-1は口唇ヘルペスをおこす原因で，性器ヘルペスはHSV-2の感染が原因とされるが，オーラルセックスの一般化により必ずしもそのように明確に原因ウイルスが分かれることはない．近年では若い女性を中心として，HSV-1による性器ヘルペスが急増しているとの報告もある．もう1つのアルファヘルペスウイルスは，小児の初感染で水痘をおこし，潜伏感染の後に回帰発症となる帯状疱疹の原因微生物である，水痘・帯状疱疹ウイルス(VZV：varicella zoster virus)であり，これは性器ヘルペスの原因とはならない．ヘルペスウイルス感染の特徴は，初感染時に症状を伴う顕性感染であれ，無症状な不顕性感染であれ，感染したウイルス遺伝子は細胞内にとどまって潜伏感染をおこし，感染宿主個体の内因あるいは外因の影響を受けて再びウイルスが活性化して，回帰発症をおこして再発することである．

水疱などの症状がみられれば誰でも感染に気づくであろうが，初感染者の相手（セックスパートナー）の70％が無症状という報告があるために，無症候性(不顕性)性器ヘルペス患者が多いことも念頭におかなければならない．男女比の感染者割合は，女性感染者の割合が多い傾向にある．これは，性交渉において接触する粘膜面の広さの違いから，女性から男性への感染よりは，男性から女性への感染の方がおこりやすいためと考えられる．性器ヘルペスに感染してから1年間の再発頻度は，HSV-1の場合では平均1回，HSV-2では平均10回程度おこるといわれており，HSV-2は無症候性を含めて再発頻度が高い傾向があるといわれている．

性器ヘルペス感染症の女性患者の年齢分布では，淋菌感染症や性器クラミジア感染症といった性感染症が，10代後半から30歳くらいまでの年齢層が大半であるのに対して，40代，50代の比較的高齢者の患者もみられることが特徴である．高齢者の場合には，以前に感染して潜伏状態にあったHSVが，回帰発症により性器ヘルペス感染症を再発した場合が多いと考えられる．

出産時に母親が産道にHSV-2を排出していると，児に致命的な感染を引きおこす可能性がある．妊娠中の母親がHSV-2に感染しないことが大切である．妊娠中の母親がHSV-2に初感染した場合には，出産時に新生児を感染させてしまう可能性が高くなる．とくに出産時に産道に性器ヘルペス感染症の病変が出現している場合には，帝王切開による出産を産婦人科医師が選択することがある．

性器ヘルペスの治療は，アシクロビル(ACV)の服用，外用がある．症状が強い場合には，経口または静注による全身療法を行う．経口剤としては，アシクロビル200 mgの錠剤を1日5錠投与する．アシクロビルのプロドラッグであるバラシクロビル(VACV)も臨床使用が承認されており，この薬剤は腸管からの吸収がよいために，500 mgを1日2回の服薬でよい．投薬期間は以前は5日間となっていたが，症状に応じて10日間まで延長する．近年では，初感染では投与期間が長くなる症例が増加している傾向にあり，アメリカCDCのガイドラインではVACV 1000mg×2回/日と，わが国の倍量を経口投与し，期間も7～10日間としている．再発型のような軽い症状に対しては軟膏の外用でもよい．

アシクロビルの抗ヘルペスウイルス作用

アシクロビル（ACV）は，1974年にバローズ・ウェルカム研究所（現グラクソ・スミスクライン社）のガートルード・エリオン（G. Erion）によって開発された抗ウイルス薬である．エリオンは，薬物療法に関する重要な原理の発見と新薬の開発で，1988年のノーベル医学・生理学賞を受賞している．

ACVは，DNAを構成するヌクレオシドの1つであるグアノシンの類似体であり，単純ヘルペスウイルス1型（HSV-1），2型（HSV-2）および水痘・帯状疱疹ウイルス（VZV）の増殖阻止活性を示す．ACVの作用機序は，HSVのもつチミジンキナーゼによりリン酸化されたACVが合成途中のウイルスDNA鎖に取り込まれ，その伸長反応を止めることにより，ウイルス増殖を抑制することにある．もう少し詳しく書くと，ヘルペスウイルス感染細胞内には，ウイルス由来のチミジンキナーゼが存在する．このHSV由来チミジンキナーゼの作用でACVはリン酸化をうけ，アシクロビル一リン酸（ACV-MP）となり，さらに宿主細胞のリン酸化酵素により活性型のアシクロビル三リン酸（ACV-

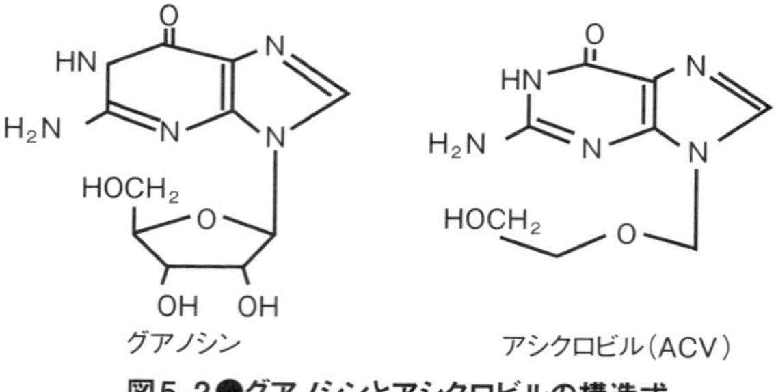

図5-2●グアノシンとアシクロビルの構造式

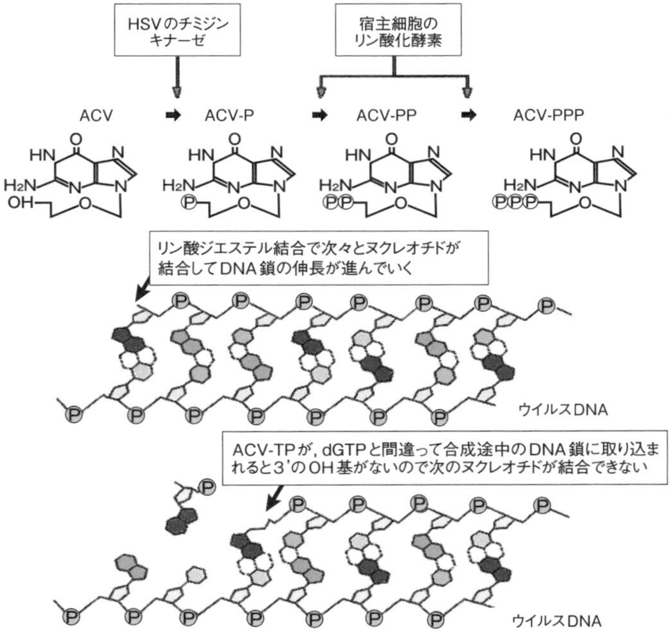

図5-3● ACVのリン酸化と抗ウイルス作用機序

TP）となる．ACV-TPは，ヘルペスウイルスのDNAポリメラーゼ反応を拮抗的に阻害し，またグアノシン三リン酸（dGTP）と誤認されてウイルスDNAに取り込まれる．ACVは化学構造をみればわかるように，ヌクレオチドのリン酸ジエステル結合に関わるデオキシリボースを欠いているので，ACV-TPが取り込まれたDNA鎖の伸張を停止する終結因子（チェーンターミネーター）として作用し，遺伝子の合成が阻害される．その結果，ウイルスDNAの複製が阻止されることになる．非感染細胞ではHSV由来のチミジンキナーゼがないのでリン酸化されず，活性型のACV-TPにはならない．すなわち，HSVに感染していない細胞ではACVは作用しないので，正常細胞への毒性はきわめて低く，選択毒性が高いことになる．チミジンキナーゼが変異したHSVやVZV，もともとチミジンキナーゼをもっていないEBVやCMVなどのヘルペスウイルスに対しては阻害効果がみられない．また，増殖中のウイルスに対してのみ効果を発揮するため，神経細胞中に潜伏しているウイルスゲノムDNAを排除することはできない．

性器クラミジア感染症

性器クラミジア感染症は，わが国でもっとも多い性感染症（STD）である．感染症法では，5類感染症の性感染症定点からの報告が義務付けられている．性器クラミジア感染症は，感染症法施行以前には，結核・感染症サーベイランス事業の性感染症サーベイランス（旧サーベイランス）でも対象疾患にあげられていたが，感染症法が施行されてからの届け出状況から，女性患者の報告数が急増していることがうかがえる．その理由としては，旧サーベイランスに比べて感染症法では産婦人科定点が増加したことも一因であろうが，実際に女性感染者数が増加傾向にあると考えられる．妊婦検診において正常妊婦の3～5%にクラミジア保有者がみられることから，自覚症状を訴えていない感染者はかなりいると推測されている．性器ヘルペスの項で，1980年代初期に，「現代の緋文字"ヘルペス"」と注目されたということを述べたが，性器クラミジアも当時からヘルペス以上に注目されるべきSTDであったのであろう．ただ，自覚症状が少なく，ヘルペスのように疼痛や水疱などの発疹がみられないために見逃され，患者自身もあまり気に留めていなかったのであろう．その結果，若者を中心に感染が蔓延化し，慢性疾患となって，とくに女性では不妊症や早産などの，種々の婦人科系疾患の原因となっている．

クラミジア・トラコマチス（*Chlamydia trachomatis*）が病原体で，人工培地では増殖できない．本病原体は，眼疾患であるトラコーマの起因菌であることからこの名前がつけられたが，現在ではSTDの主要病原体として問題となっている．クラミジア・トラコマチスは，性状の違いから，以前は大きく分けて3つの生物型に分けられていた．すなわち，生物型Trachoma，生物型LGV（Lymphogranuloma venereum）と生物型Mouseであったが，最近，生物型Mouseは別のクラミジア種に分けられている．ヒトに感染するのは，生物型Trachomaと生物型LGVのみである．生物型LGVは性病性リンパ肉芽腫症（鼠径リンパ肉芽腫症，第四性病ともいわれる）をおこすが，現在ではきわめてまれな疾患となっている．日本国内での感染はまずないと考えてよく，まれに発展途上国で感染した輸入例が散見されるくらいである．ここで取り上げる疾患は，生物型Trachomaのうち，おもに血清型D，E，F，G型の感染による性器クラミジア感染症である．

性器クラミジア感染症の臨床症状は，男性では尿道炎がもっとも多い．また，若年層の精巣上体炎の原因ともされている．排尿痛，尿道不快感，掻痒感などの自覚症状がでることがある．淋菌性尿道炎に比べて潜伏期間は長く，2～3週間とされる．女性では子宮頸管炎，肝周囲炎（Fitz-Hugh-Curtis症候群），骨盤内付属器炎（PID），不妊症などをおこすが，自覚症状が乏しい場合が多い．そのため，潜伏期間を特定するのは困難であるとされる．また，妊婦の感染は新生児のクラミジア産道感染の原因となり，新生児肺炎や結膜炎をおこす．さらに，淋菌との重複感染も多い．淋菌性尿道炎（gonococcal urethritis：GU）の治療にもかかわらず症状が軽減しない場合は，クラミジアの感染が疑われる（淋病後尿道炎，postgonococcal urethritis：PGU）．咽頭への感染

Column　肝周囲炎（Fitz-Hugh Curtis syndrome）の特徴・症状

女性の場合，膣，子宮が卵管を通じて腹腔と交通しているため，クラミジア感染は容易に腹腔内に達し，腹腔炎を引きおこす．子宮頸管に感染したクラミジアは上行性感染により骨盤内腹膜炎をおこし，それが上腹部におよび肝被膜に拡がって肝周囲炎がおこると考えられている．

肝周囲炎の特徴的症状は下腹部痛とそれに伴う右悸肋部痛（右上腹部痛）であるが，初発症状が上腹部痛のことも多くみられる．そのため内科・外科など婦人科以外を初診とすることが多く，急性胆嚢炎，尿管結石など他の疾患との鑑別が重要になる．

Column　骨盤内腹膜炎（PID）の特徴・症状

クラミジアによる初感染時の菌量が多い場合，また反復感染が生じた場合に骨盤内腹膜炎（PID）をおこすことがあり，卵管采周囲癒着や，骨盤内癒着を併発することがある．これらは卵管采の機能障害を惹起し，卵の捕獲機能障害がおきることになる．また卵管采が完全に閉塞すると卵管留膿腫，卵管留水腫が生じることもある．これらのことが，クラミジア感染女性には不妊症や，子宮外妊娠などの婦人科疾患が多くみられる原因となる．

がある場合は，しばしば頸部リンパ節腫脹を認める．

クラミジア感染症の検査法は，尿道や性器から採取した検体からの病原体分離がもっとも信頼性が高いが，時間を要すること，細胞培養などの特殊な技術を必要とすることなどのために，抗原あるいは遺伝子検出法が用いられている．塗抹標本を蛍光抗体染色するものと，抗原物質を酵素抗体法（EIA）で測定するものがある．前者は感度がよいが，粒子の確認が必要なことから判定に熟練を要する．EIAは簡便な方法であるが，クラミジア属の共通抗原であるリポ多糖体（LPS）を標的抗原としているために，感染しているクラミジア種の鑑別はできない．抗体測定については，通常酵素抗体法が用いられる．クラミジア全菌体を抗原とする方法と，抽出した種特異タンパク質あるいは合成ペプチドを抗原とする方法がある．しかし，抗体は感染初期には出現していないことが多い．また，治療後も抗体は残存するので治療効果の評価には不適である．したがって，抗体測定法は診断の補助手段として考えた方がよいが，PIDなど深部の感染では抗原検出が困難なことから抗体測定が用いられる．

クラミジア感染症の治療は，マクロライド系，ニューキノロン系，テトラサイクリン系の抗菌薬の服用である．患者本人の治療のみならず，パートナーがいる場合には，同時に治療することが重要である．服用が正しく行われないと不完全治癒の可能性も少なくないので，治療後２～３週間目に，再度抗原検査を行い，確認することが望ましい．アジスロマイシン（ジスロマック）が，2004年より適応拡大となり，1回の服用で約10日間効果が持続する．そのため，患者の服薬に関する負担も軽減され，飲み忘れや不適切な自己服用中止がなくなることが期待される．

淋菌感染症

淋菌感染症は，古くから知られている性感染症である．男性器から排出される膿汁は精液の流出と考えられていたためgonorrhoeaeとよばれ，1879年にナイサー（Albert Neisser）が発見したことから，淋菌は*Neisseria gonorrhoeae*と命名された．淋菌は，0.6～1.0 μm程度のグラム陰性双球菌で，2つのコーヒー豆が向かい合ったような形状である．生体外の環境に弱く，熱や寒冷，乾燥，消毒により簡単に死滅する．5～10％のCO_2濃度で37℃の条件で発育しやすい．淋菌の菌体表面にある線毛が粘膜の上皮細胞へ付着して感染する．細胞に取り込まれて細胞内で増殖した淋菌は，細胞を破壊して細胞外へ放出され，他の細胞に感染してさらに増殖を続ける．

淋菌感染症は，1984年をピークに感染者数は減少していたが，1995年以降にまた増加し始めている．1984年以降の減少はエイズ予防キャンペーンによって，危険性の高い性的接触の回避，コンドーム使用が推進されたためと思われる．しかし，オーラルセックス（口腔性交）があたりまえの行為となってきて，女性の咽頭を感染源とした男性患者が増えたことが，1995年以降の患者数が増加してきた原因と考えられる．

淋菌に感染すると，男性は尿道炎，女性は子宮頸管炎を発症する．感染症状は，男性は激しい痛みを伴うことが多いが，女性では自覚症状が乏しいこともある．しかし，痛みが伴わないからといって治療をしなくてよいわけではなく，淋菌感染から骨盤内感染症（卵管炎，骨盤腹膜炎など）を引きおこすことも多い．このことから，不妊症や流産となることもあるので注意を要する．

淋菌感染症の検査は，分泌物を滅菌棒などで採取し，これを顕微鏡で観察する．培養検査では菌の薬剤耐性を確認することが，治療方法を決める上で非常に重要である．

治療には，一昔前では，ペニシリン系の抗菌薬が用いられていた．1980年代に入るとペニシリンが効かないペニシリナーゼ産生淋菌が増加し始め，ペニシリン系薬のかわりにニューキノロン系薬が用いられるようになった．しかし，ニューキノロン系薬においてもペニシリン系薬の場合と同様な現象がおき，近年，ニューキノロンに対して耐性を獲得した淋菌が出現している．淋菌感染症の治療には，1日2～3回の薬の服用を7日間ほど連続投与する場合が多い．完治していないにもかかわらず，服用を中断したり忘れることで，薬剤耐性を獲得する可能性が高まるので，患者の抗菌薬の服用が正確に実行されているかを確認する必要がある．

最近の淋菌感染症に関するトピックとして，治療不能な新しい淋菌が日本で発見された．H041と名付けられたこの菌は，知られているすべての抗菌薬に耐性があると報告された（Antimicrob Agents Chemother, 55; 3538-3545, 2011）．このような薬剤耐性菌が蔓延しないために，個人の感染予防対策と意識向上が重要である．

尖圭コンジローマ

尖圭コンジローマ（Condyloma acuminatum）は，ヒトパピローマウイルス（HPV）6，11型などが原因となるウイルス性性感染症で，生殖器とその周辺に発症する．淡紅色ないし褐色の病変で特徴的な形態を示し，視診による診断が可能である．自然治癒が多い良性病変であるが，液体窒素凍結，電気焼灼，レーザー光線蒸散手術などの外科的治療をすることがある．2007年からは，イミキモドクリームが尖圭コンジローマの外用薬として保険適用された．しかし，外用だけでは効果が不十分であり，症状にあわせて複数の治療法を併用する．さらに，HPVの型によっては悪性化にも注意しながら経過観察することが必要となる．

外性器にいぼ状の腫瘤としてみられる尖圭コンジローマは，表皮や粘膜上皮の感染病変であり，体内組織に移行することはなく，血流とは遮断された粘膜上皮から生体防御機構によって排除されやすいために，血清中にHPV抗体などの獲得免疫が生じることがない．それゆえに，血液検査でHPV感染を調べる方法などはない．婦人科を受診して自費で行われるHPV検査は，膣内から綿棒で採取された膣分泌液中のHPVの型を調べる検査である．検出されたウイルスは，ローリスク・グループとハイリスク・グループに分けられる．これは，第6章のがんウイルスでも述べることであるが，パピローマウイルスの型によって子宮頸がんをおこしやすいもの（ハイリスク）と，そうでないもの（ローリスク）に分けられるからである．尖圭コンジローマの原因ウイルスは，ローリスク・グループに入る．

梅　毒

梅毒は，スピロヘータとよばれる細長い（直径0.1～0.2 μm，長さ6～20 μm）らせん状細菌であるトレポネーマ（*Treponema pallidum*）の感染による．

病原体のトレポネーマは，*in vitro*での培養は不可能で，菌の維持には，ウサギの睾丸内で培養する以外に方法はない．培養の困難さもあって病原性の機構はほとんど解明されていない．第1章の黄熱病で述べた野口英世が，1911年に病原性梅毒スピロヘータの純粋培養に成功し，この発見が彼を世界の医学界に一流の医学研究者として知らしめることになった．この研究業績により，野口はノーベル賞の候補にもなったといわれているが，後に彼のこの成果は否定されている．

梅毒は，コロンブスがアメリカ大陸を発見した際に，先住民と性行為があった部下がヨーロッパに持ち帰ったというのが通説である．1493年，まずスペインのバルセロナで流行し，1495年にフランス軍がイタリアに進駐したとき，傭兵にいたスペイン人からイタリア人に感染した．ナポリで大流行したため，フランス人は「ナポリ病」，イタリア人は「フランス病」と互いに敵国の名前をつけて卑下してよびあったという．ヨーロッパ全域に広がった後，大航海時代に世界へと拡散していく．ポルトガルのヴァスコ・ダ・ガマがインド航路を発見すると同時に梅毒もインドに上陸した．その後，マレー半島経由で，16世紀の初めには中国の広東に達した．やがて日明貿易や和冠経由で日本にも梅毒が伝来した．中国や琉球経由だったため，日本では「唐瘡（からがさ）」や「琉球瘡」などとよばれていた．日本で梅毒が初めて記録されたのは1512年のことで，歌人・三条西実隆の『再昌草』に梅毒のことが書かれている．鹿児島の種子島に鉄砲が伝来したのが1543年であるから，梅毒は鉄砲よりも30年以上も早く日本に伝わっていたことになる．しかも，ヨーロッパで感染が知られて，わずか20年で地球を半周しての到来である．江戸時代には，吉原などの遊郭で梅毒は急激に拡がり，下級遊女の大半，そこで遊ぶ男性の大半が感染していたという．江戸時代末期の1864年に幕府医学所頭取の松本良順が書いた『養生法』には，「下賤の人間100人のうち95人は梅毒にかかっている．その原因は花街・売色に規制がないからだ」とある．梅毒が花柳病とよばれるのは，このあたりに理由があるのだろう．実際に，梅毒患者が感染率95%というほどに多かったとは思えないが，いかに性感染症の伝播・拡大がすさまじかったかということを感じる．

開国以後，明治になっても梅毒患者数は増加していく．1860年の長崎で船体修理のために入港したロシア水兵を遊女が慰安することになった際，ロシア

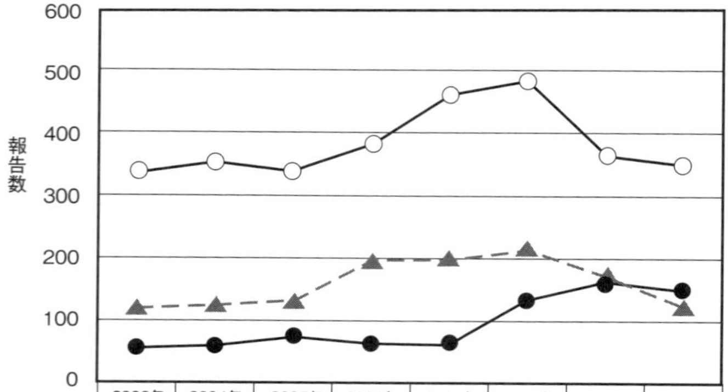

	2003年	2004年	2005年	2006年	2007年	2008年	2009年	2010年
━●━ 男性(同性間性的接触)	52	58	71	59	59	132	160	147
━○━ 男性(上記以外)	336	352	340	382	461	485	366	348
‐▲‐ 女性	121	125	132	196	198	214	174	127
合計	509	535	543	637	718	831	700	622

感染症発生動向調査, 2011年3月18日現在

図5-4●梅毒の年間報告数(厚生労働省)

船艦長の申し入れにより梅毒の検査を行ったのが，日本で最初の梅毒検査として記録されている．その後，徴兵時の検査に性病検査が行われるようになり，20歳の男子について統計がとられるようになった．

1950年代には多数の感染者が存在したが，ペニシリンなどの抗菌薬による治療が行われるようになり感染者は激減した．1970年に年間6000件くらい報告されていた患者数は，医学の進歩により2001年には567件と1/10にまで減少した．1999年4月の感染症法施行後は，法に基づく感染症発生動向調査において，梅毒の全数届け出が医師に義務づけられている．

2003～2010年の報告数は毎年500～800であるが，男性同性愛者の占める割合と，女性患者の割合が高くなってきている．梅毒の感染者は，HIV感染と合併することが多いので，梅毒検査と同時にHIV検査を行うことが重要である．全国の自治体で無料のHIV検査を行っているところも多い．たとえば，神奈川県川崎市が行っている「エイズ日曜検査・相談」(http://www.city.kawasaki.jp/35/35sippei/home/aids/aidsniti/aids2.htm)では，希望者はHIVと梅毒検査を同時に受けることができる．

梅毒トレポネーマは低酸素状態でしか長く生存できないため，現実には感染形態，経路は限定される．大部分は，菌を排出している感染者(後述の第Ⅰ期,第Ⅱ期の患者）との粘膜の接触を伴う性行為や疑似性行為によるものである．きわめてまれには，傷のある手指が多量の排出菌に汚染された物品に接触して伝播されたとする報告もある．筆者が医師になりたての頃，先輩医師から聞いた話では，梅毒の診察にあたった医師の指に傷があり，そこから感染した例があったとのことである．当時は，感染症に関する医療者の意識も低く，標準予防策（スタンダード・プリコーション）という考えもなかったために，手袋着用や手指消毒が徹底されていなかったための事例である．輸血による感染は劇的に減少し，近年ではほとんど報告がないが，これは保存血液中での本菌の生存期間についての研究が行われ，血液のスクリーニングが進んだ結果である．

梅毒は *Treponema pallidum*（Tp）が血行性に全身に散布されて，皮膚，粘膜の発疹や臓器梅毒の症状を呈する顕症梅毒と，症状は認められないが梅毒血清反応が陽性である無症候梅毒に分けられる．感染してから，適切な治療を行わず自然治癒もしなかった場合の経過は，臨床症状の特徴からI期，II期，III期，IV期に分けられる．I期（3週～3ヵ月）は梅毒感染から約3週間の潜伏期の後にTpが侵入した部位に自覚症状を欠く皮疹が出現する．初期硬結ができ，やがて潰瘍化（硬性下疳）し，数週間で自然消退する．無痛性の鼠径リンパ節腫脹をきたす．II期（3ヵ月～3年）は，血行性にTpが全身に移行し，バラ疹や丘疹，膿疱，扁平コンジローム，脱毛，粘膜疹などの多彩な臨床像を示す．I期とII期で発疹が認められる場合を，早期顕症梅毒という．さらにIII期（3～10年）はゴム腫などが生じる．IV期（10年～）は心臓，血管，骨，神経系に病変がおよぶ．III期とIV期で臓器梅毒の症状が認められる場合を，晩期顕症梅毒という．I期からII期への移行期，II期の発疹消退期などに皮疹がみられない場合（潜伏梅毒）や，陳旧性梅毒（すでに治癒しているが血清反応のみ陽性）を無症候梅毒という．

確定診断の基本は，患者からの病原体の分離と検出である．Tpの検出は，I期の硬性下疳とII期の扁平コンジロームから検出されやすく，漿液を採取し，暗視野顕微鏡やパーカーインク染色をして顕微鏡下でTpを検出する．しかしながら，I期と皮膚病変のあるII期の場合を除き，病原体の分離は困難とされている．臨床の現場では，臨床症状と血清反応の組み合わせによって診断されることが多い．

Tp感染者に検出される抗体は大きく分けて，抗カルジオリピン抗体と抗Tp

抗体がある．カルジオリピン抗体は，脂質抗原（カルジオリピン－レシチン抗原）を用いてガラス板法やカーボン法［RPR（rapid plasma reagin）カードテストがその代表］で検出され，通常これらの検査はSTS（serological test for syphilis）とよばれている．大量の抗体を迅速に検査できるのでスクリーニングとして優れているが，感染後約4週間は陰性であることと，特異性が低く，しばしば梅毒以外の疾患でも陽性を示す生物学的偽陽性があり，注意が必要である．しかし，感度が高く治療効果をよく反映する．注意すべきことは，抗体価が異常に高い場合には，血清を希釈しないで用いると，抗体が過剰なため偽陰性を示すことがある．HIV感染症に合併した梅毒などで，抗体価が異常高値を示す場合には，とくに注意が必要である．

抗Tp抗体は，*T.pallidum*を抗原としたTPHAテスト（Tp hemagglutination test）やFTA-ABSテスト（fluorescent treponemal antibody-absorption）で検出される．TPHAとFTA-ABSは特異性が高く，確認試験として意義があるが，治癒後も抗体価が低下せず，治療効果を反映しない場合もある．

治療は，抗菌薬の投与である．ペニシリンは，Tpの細胞壁の合成阻害により殺菌的に作用し，いまだに耐性の報告もないため，第1選択薬剤である．現在ベンジルペニシリン（ペニシリンG），アモキシシリン（AMPC）やアンピシリン（ABPC）などのペニシリン製剤などが用いられている．少なくとも10日間は，有効血中濃度を0.03U/mL以上に維持する必要があるといわれている．ペニシリンアレルギーがある場合には，テトラサイクリンやマクロライド系の抗菌薬を使用する．内服期間は，I期では2～4週間，II期では4～8週間の投薬で十分である．しかしIII期では8～12週間を要する場合がある．なお，キノロン系抗菌薬には感受性がない．

治療開始後数時間で大量のTpが破壊されるため，ヘルクスハイマー現象とよばれる皮疹の増悪症状がみられることがある．この時，発熱，悪寒，全身倦怠感や頭痛など呈することがあるが，これらの症状は一過性のものである．

第6章 がんウイルス

がん(腫瘍)とはなにか

腫瘍とは一般に，体の表面や体内に塊として触知されたり，色調が異なった部分の総称である．生まれつきのものや生後年月を経てから発生するもの，平坦なものや隆起したものなど，形状はいろいろである．良性腫瘍と悪性腫瘍に分けられるが，悪性のものは，腫瘍を切除した後に，わずかに残っていた部分から再び増大してきて，再発を繰り返して周囲の組織に拡がったり，身体の他の部位に飛び火(転移)して大きくなることが特徴である．良性腫瘍は，増大速度が遅く，転移もみられないが，周囲の神経や周辺臓器などを圧迫する場合には切除が必要になることもある．悪性腫瘍のうち，病理学的に粘膜や皮膚などの上皮細胞から生じたものを「癌」または「癌腫」とよび，それ以外の悪性腫瘍，すなわち結合組織や筋肉，骨などから生じた「肉腫」や，造血細胞から生じる非固型悪性腫瘍である「白血病」などを総称して，ひらがなで「がん」と表記する．しかし，広義の「がん」は「悪性腫瘍」と同義として用いられることがあり，明確に区別されないことが多い．

人間の体は，約60兆個の細胞からできており，これらの細胞のどれもが，がん細胞になる可能性がある．正確にいえば,赤血球以外の細胞には核があり，細胞分裂をする細胞であれば，核内の遺伝子変異や細胞膜の異常によりがん化するおそれがある．細胞分裂は，DNA合成の促進因子と抑制因子で調節されている．何らかの原因で遺伝子の変化がおこり，その結果，促進因子の活性の増大や，抑制因子の活性が低下することで細胞分裂の異常な亢進がおきて，細胞ががん化する．がん細胞の特徴として，自己増殖し続けるということがある．そのとき細胞には，以下のような現象がおこっている．

① 形質転換（トランスフォーメーション）

がん細胞では細胞の形質が変わっている．通常の細胞は多角形であるが，がん細胞では球形や紡錘形など，形状の変化がみられる．

② 細胞骨格の異常

細胞骨格には中間径フィラメント（中間径線維），微小管，微小線維の3つがある．微小管はチューブリンタンパク質から成り，微小線維はアクチンタンパク質が主成分である．がん細胞では，このような細胞骨格が乱れている．

③ 糖鎖不全現象

がん細胞の糖鎖は，正常細胞の糖鎖よりも短いものが多いなど，不完全な糖鎖の発現，すなわち糖鎖不全現象がみられる．糖鎖不全現象がおこる理由は，膜の脂質糖転移酵素の活性が低下しているためである．また，糖鎖不全現象をおこした細胞では細胞間の結合が弱くなっている．つまり，がん細胞はバラバラになりやすく，正常細胞と比べてがん細胞が血流に乗って他の組織に移動する可能性が高い．さらに，がん細胞は血管内皮細胞の接着分子と結合するように変化している．がん細胞が血流に乗って移動して，途中で他の組織と結合し，そこに定着する．その結果，転移がおきやすいことになる．

④ 接触阻止の消失

細胞が増殖していくとき，正常細胞ではお互いに接触すると増殖を抑制しあう性質がある．この性質を，細胞の接触阻止という．しかし，細胞ががん化すると接触阻止がおきなくなり，細胞間同士の増殖抑制作用が無効となる．

このような，がん細胞が生じる理由は，正常細胞の遺伝子に変化がおき，DNAの傷となって細胞増殖のコントロールが効かなくなり，細胞骨格や膜の性状に変化がおきたためである．遺伝子の変化を引きおこす要因としては，放射線やX線などの物理的要因，アスベストやベンゼンなどの化学的要因，慢性炎症の繰り返しなどがあげられるが，がん化の原因の約15%は，ウイルスや細菌の感染によると推計されている．

がんウイルス

ウイルスは，タンパク質合成に必要な酵素や代謝系，エネルギー産生を感染した宿主細胞に依存するために，ウイルス自身が自己増殖することはできない．ウイルスが感染した細胞内では，大量のウイルス素材が産生され，そのために宿主細胞の恒常性が乱されて，細胞変性効果（cytopathic effects: CPE）にみられる形態変化や細胞死をおこして，無数のウイルス粒子が放出（出芽）されていく．多くのウイルス急性感染症では，このように感染細胞を破壊しながらウイルス粒子の増殖がおきている．このウイルス増殖の戦略は，周囲に標的となる感染宿主や細胞が存在し，感染経路としても空気感染や飛沫感染などで容易に感染拡大がおきやすい場合には有効であろう．しかし，感染経路が，粘膜への直接接触や血液媒介感染などの制限があり，容易に感染する別個体が得られないような場合には，この増殖戦略は不利である．このような場合，ウイルスは自己の遺伝情報を保持するために，感染しても宿主細胞への影響を少なくして長期にわたって感染し続ける持続感染や，ウイルス遺伝子産物の発現を極力少なくして，宿主に一見何ら影響を与えない潜伏感染を示すことがある．こうしたウイルス感染がおきた場合には，長期にわたって少量のウイルス遺伝子産物が蓄積し続け，これが細胞の恒常性に影響して，感染細胞を不死化・腫瘍化することがある．このような腫瘍形成に関わるウイルスのことを，腫瘍ウイルスまたはがんウイルスとよぶ．

ヒトにがんを引きおこすウイルスとして，因果関係がはっきりしているものには，B型肝炎ウイルス（HBV）やC型肝炎ウイルス（HCV）と肝細胞がん，HTLV-1と成人T細胞白血病（ATL），EBウイルスと上咽頭がん，バーキットリンパ腫や悪性リンパ腫，ヒトパピローマウイルス（HPV）と子宮頸がんなどがある．さらに，2008年に新たにメルケル細胞ポリオーマウイルス（MCPyV）が，皮膚のメルケル細胞がんから発見された．今後もさらに，がんウイルスとよばれるウイルスは増えていくであろう．

がんウイルスの多くは，DNAを遺伝子としているが，HCVとHTLV-1は，RNA遺伝子をもつウイルスである．しかしながら，HTLV-1は，エイズの原因であるHIVと同様に，ウイルス粒子内に逆転写酵素をもつレトロウイルスである．レトロウイルスは，ウイルス粒子中ではRNA遺伝子をもつが，細胞に感染すると逆転写酵素の働きでプロウイルスDNAとなり，核内に侵入して，感染宿主細胞の染色体DNAに組み込まれた後に，ウイルス遺伝子の発現をする．すなわち，レトロウイルスはRNA型ウイルスといっても，その感染細胞内での生物学的挙動はDNA型ウイルスと同様なのである．先に，がん細胞はDNA上に傷が生じて細胞増殖のコントロールが効かなくなった状態であると述べた．DNAを傷つけるには，がんウイルスはDNA型ウイルスであることの方が都合がよい．それゆえに知られているがんウイルスの多くは，DNA型かレトロウイルスである．

1911年にアメリカのロックフェラー研究所にいたラウス（Francis Peyton Rous）が，ニワトリのがん組織を磨り潰して濾過した液からニワトリにがんを感染させる濾過性病原体を発見した．この病原体はラウス肉腫ウイルス（Rous sarcoma virus）と名付けられ，約半世紀後にRNAを遺伝子とするレトロウイルスであることが判明する．同時期，京都大学の藤波鑑が，ニワトリを使って無菌的に摘出した粘液肉腫の細片の移植に成功し，1913年に藤波肉腫ウイルスを発見している．しかし，当時はウイルスが「がん」をおこすという説は否定的であった．ラウス肉腫ウイルスが発見された時期には，第1章の黄熱病のところでも触れたが，野口英世もロックフェラー研究所に在籍しており，梅毒スピロヘータの培養を発表した時期でもある．野口の研究が世間の脚光を浴びたのに対し，肉腫ウイルスの研究は誰にも認められず，注目されることはなかった．しかしその後1958年に，アメリカのハワード・テミン（Howard Martin Temin）らがニワトリの培養細胞をラウス肉腫ウイルス感染させてがんを作る追試に成功して，1966年には87歳になったラウスがノーベル医学・生理学賞を受賞した．藤波は，1934年にすでに死亡しており，この時に藤波の業績を顧みた人はいなかったという．ラウス肉腫の原因は，1970年代に明らかにされて，*src*とよばれるがん遺伝子が発見された．藤波の仕事が再び脚光を浴びたのは，1970年代に藤波肉腫ウイルスがラウス肉腫ウイルスと同種のものと認められたときからである．*src*が見つかってから，藤波肉腫の原因遺伝子を同定しようとする研究が，ロックフェラー大学の花房秀三郎によってなされた．しかし，藤波肉腫は日本にはもう残っておらず，最初は手に入らなかったという．そこで調査，探索したところ，イギリスのミルヒル研究センターに存在していた．これを花房が取り寄せて調べ，藤波肉腫ウイルスは*fps*という*src*とは異なるがん遺伝子をもつことがわかった．

がん遺伝子とがん抑制遺伝子

がん遺伝子（oncogene）とは，厳密には，レトロウイルスの*v-onc*のようにウイルス自身の増殖には不要であるが，細胞をがん化させる機能をもち，正常細胞の遺伝子にその起源が認められるものをいう．ラウス肉腫ウイルスには，自身の増殖に必要な遺伝子以外に，細胞をがん化に導く遺伝子が存在することが判明した．その遺伝子こそが，世界で初めて発見されたがん遺伝子，*src*である．この名前は，肉腫を意味するSarcomaから命名されている．*src*は後にウイルスだけではなく宿主のゲノムにも存在していることがわかり，ウイルス由来のものを*v-src*，細胞由来の遺伝子を*c-src*と表記するようになった．がん遺伝子は細胞の増殖制御に関与していることが多く，本来は宿主細胞の染色体の一部であったものが，レトロウイルスの遺伝子に取り込まれて細胞外に出たと考えられている．ビショップ（John Michael Bishop）とヴァーマス（Harold Elliot Varmus）は，レトロウイルスのがん遺伝子が細胞起源であることを発見した業績により，1989年にノーベル医学・生理学賞を受賞している．

がん遺伝子には，もともと細胞の増殖や分化に関与する，細胞増殖因子やその受容体チロシンキナーゼ，*src*のような非受容体型チロシンキナーゼ，*ras*（rat sarcomaの意味）のような低分子Gタンパク質，その下流にあるセリン・スレオニンキナーゼといったシグナル伝達因子，さらに下流で機能する*myc*などの転写因子が含まれる．

がん遺伝子が働くということは，細胞増殖のアクセルが踏まれたままの状態になる場合に例えられる．がん遺伝子によってつくられるタンパク質は，細胞増殖を活性化する．たとえば，*myc*とよばれるがん遺伝子の場合，*myc*遺伝子から作られるタンパク質が増えすぎて，際限ない細胞増殖を引きおこすことがわかっている．また，*ras*とよばれる一群のがん遺伝子は，特定の場所に傷がつくと働きが過剰な状態になり，やはり際限ない細胞増殖を引きおこすと考えられている．このようにがん遺伝子産物が発現することで，がん化につながる細胞の増殖異常を引きおこす．

また正常細胞には，がんの発生を抑制する作用をもつタンパク質を発現している，がん抑制遺伝子とよばれる遺伝子がある．十数種のがん抑制遺伝子，またはその候補遺伝子が知られていおり，とくに有名なものとして*p53*と*Rb*，*MLH1*などがあげられる．がん遺伝子を車のアクセルに例えると，ブレーキにあたるのががん抑制遺伝子である．一対のがん抑制遺伝子が欠失したり，変異，損傷すると，がん抑制タンパク質が作られなくなったり，損傷遺伝子から正常な働きをもたない，がん抑制タンパク質が作られて，正常ながん抑制タンパク質の機能を阻害して，組織特異的にがん化がおきると考えられる．*p53*，*Rb*，*MLH1*は，それぞれ細胞にアポトーシスの誘導や，細胞の増殖を抑制したり，細胞のDNAに生じた傷の修復をするなどの作用をもつ．これらのがん抑制遺伝子が機能しないことで，それらの働きが阻害されて，がん化がおきる．

一方，多くのDNA型がんウイルスの場合は，形質転換遺伝子（transforming gene）とよばれ，細胞をがん化させる機能をもち，ウイルスの増殖にも必須である遺伝子が存在する．この遺伝子の起源はレトロウイルスのがん遺伝子とは異なり，正常細胞に認められないウイルス独自のものである．ヒトパピローマウイルス16型などでは，感染細胞に組み込まれたウイルスゲノム中の初期遺伝子産物であるTタンパク質が，宿主のDNAに作用することで細胞のタンパク質合成が異常に誘発されたり，宿主のがん抑制遺伝子の*Rb*や*p53*に作用して，その働きを低下させてがん化を引きおこす．広義の「がん遺伝子」には，レトロウイルスに見られる「がん遺伝子」に加え，DNA型がんウイルスの「形質転換遺伝子」を含むことがある．

レトロウイルス

レトロウイルスは，第2章で述べたように，逆転写酵素をもつRNA型ウイルスである．形態と遺伝子構造をもとに，表6-1に示すように7つの属に分類される．このうち，エイズの原因であるヒト免疫不全ウイルス（HIV）が属するレンチウイルスとスプマウイルス以外は，すべてヒトまたは動物にがんを生じさせる原因となる．

表6-1●レトロウイルスの分類

属名	例	コアの形態	遺伝子	宿主
アルファレトロウイルス属 Genus:Alpharetrovirus	トリ白血病ウイルス ラウス肉腫ウイルス 藤波肉腫ウイルス	C型球形	単純	トリ
ベータレトロウイルス属 Genus:Betaretrovirus	マウス乳がんウイルス Mason-Pfizerサルウイルス	偏心球形 D型棒状	単純	マウス サル
ガンマレトロウイルス属 Genus:Gammaretrovirus	マウス白血病ウイルス	C型球形	単純	マウス
デルタトロウイルス属 Genus:Deltaretrobvirus	ヒト白血病ウイルス （HTLV-1/HTLV-2）	球形	複雑	ヒト
イプシロンレトロウイルス属 Genus:Epsilonretrovirus	Walleye真皮肉腫ウイルス	C型球形	複雑	魚
レンチウイルス属 Genus:Lentivirus	ヒト免疫不全ウイルス （HIV-1/HIV-2）	とうもろこしの 芯様	複雑	ヒト
スプマウイルス属 Genus:Spumavirus	ヒトフォーミウイルス	球形コア	複雑	ヒト

レトロウイルスが標的細胞に感染すると，細胞内に侵入・脱核したウイルスRNA遺伝子は，自身がもつ逆転写酵素の働きでDNAに逆転写されてプロウイルスDNAとなり，核内に移行した後に，インテグラーゼにより宿主染色体中に組み込まれる．

レトロウイルスが感染して，さまざまな様式で細胞のがん化を引きおこすが，大きく3つの方法に分けられる．第1に，ラウス肉腫ウイルスのような，ウイルスがもつがん遺伝子（*v-onc*）の働きによるもの．第2に，マウス乳がんウイルスのように，ウイルス自身はがん遺伝子をもたずに，感染した細胞のがん遺伝子（*c-onc*）を活性化してがんを発生するもの．第3番目には，ヒト成人T細胞白血病を原因であるHTLV-1のように，上記とは異なる要因で発がんするものがある．

1）*v-onc*によるがん化

○ラウス肉腫ウイルス Rous sarcoma virus (RSV)

ウイルスがん遺伝子である*src*（*v-src*）は，細胞に存在する遺伝子（*c-src*）と類似しており，このプロトオンコジーン由来である．*src*タンパク質はチロシンのリン酸化により細胞増殖を活性化し，発がん機序に関与する．

この他にも，トリやマウスにみられる白血病や肉腫の原因となるレトロウイルスが複数知られている．これらのレトロウイルスは，ウイルスがん遺伝子（*v-onc*）をもち，細胞に感染後，がん遺伝子産物が産生され，そのために細胞の分化，増殖の制御が異常となって，がん化がおきる．

2）感染した細胞の*c-onc*を活性化することによるがん化

○マウス乳がんウイルス　Mouse mammary tumor virus（MMTV）

マウスに乳がんをおこすウイルスは，*v-onc*をもっていない．このウイルスの感染による発がん機序は，ウイルス遺伝子が組み込まれて，その下流にある細胞のがん遺伝子（*c-onc*）が活性化されることによる．プロウイルスDNAの両端には，LTR（long terminal repeat）とよばれる長い繰り返し配列があり，遺伝子に対してエンハンサー/プロモーター活性がある．MMTVのプロウイルスDNAが組み込まれた細胞のDNA上で，組み込まれた遺伝子の下流に*c-onc*が存在すると，LTRはウイルス遺伝子のみならず，シス型に*c-onc*の転写，翻訳を活性化して，*c-onc*産物が発現して蓄積することで，がん化が生じる．

3）ヒトT細胞白血病ウイルスHuman T cell leukemia virus （HTLV-1）のがん化

1980年にヒトに白血病をおこすレトロウイルスとしてHTLV-1が，第2章のHIVの発見にも関係したギャロらにより単離・報告された．翌年の1981年には，HTLV-1が，成人T細胞白血病（ATL）の原因ウイルスであることを，

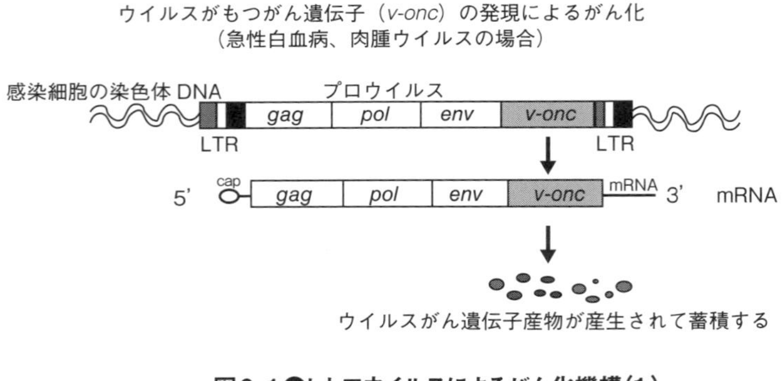

図6-1●レトロウイルスによるがん化機構（1）

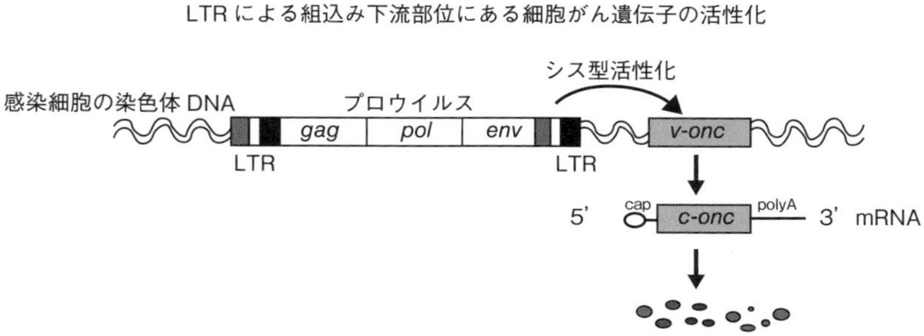

プロウイルスDNAが組み込まれた染色体DNAの下流にある,細胞のがん遺伝子(*c-onc*)をLTRがシス型に活性化し,がん遺伝子産物が過剰に発現して蓄積する.

図6-2●レトロウイルスによるがん化機構(2)

京都大学の日沼頼夫らが明らかにした．ATLとは，末梢血に花弁状の核をもつ異常リンパ球が出現し，全身の各種臓器に白血病細胞が浸潤する悪性の血液腫瘍であり，1977年に高月清(当時京都大学，後に熊本大学教授)らにより最初に報告された疾患である．HTLV-1感染者が多い地域は，南西日本，東アフリカ諸島，カリブ海地域などに限局している．HTLV-1に感染した単一のCD4陽性T細胞ががん化し，ATLとなる．このウイルスは典型的ながん遺伝子をもたないが，ウイルス遺伝子の*env*と3′側LTRの間にあるpX領域の産物の1つであるTaxタンパク質が初期段階で腫瘍化に関連すると考えられる．ウイルスの転写機能を活性化するTaxタンパク質がウイルス遺伝子のみならず，トランスに細胞側の遺伝子であるIL-2やIL-2レセプター遺伝子をも活性化する．Taxが活性化する経路としては，細胞の転写因子であるNF-κB，SRF，CREBなどを介して，さらに多くの遺伝子が活性化に関与することが知られている．増殖シグナルを活性化したり，細胞周期に影響を与えたり，さまざまな要因が加わってがん化が進行すると思われる．しかし，がん化の過程で宿主の遺伝子にもさまざまな変化が生じ，がん化が進行するとTaxの発現は必須でなくなる．ATL細胞におけるがん化に必要な遺伝子変化として，DNAメチル化との関連性も指摘されているが，詳細はまだ不明である．

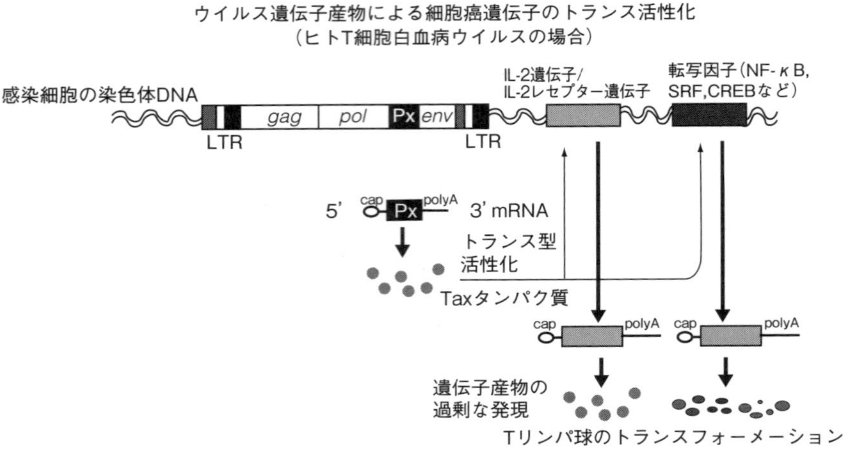

図6-3●レトロウイルスによるがん化機構(3)

HTLV-1の疫学

日本では縄文時代以前からHTLV-1感染があったといわれている．九州や四国などの地域に多いとされているが，平成20年度の厚生労働省の調査によると，関東や関西の大都市圏でも感染者が増加傾向にあり，国内に約108万人の感染者がいるという．しかしながら，感染者がすべて発症するわけではない．未発症感染者（キャリアー）の約750～2000人の中から1年につき1人程度のATLの発症がある．感染経路は，1）母児間の母乳を介するもの，2）夫婦間の（とくに夫から妻への）性交渉によるもの，3）輸血による感染の3つがある．

母児間の感染は，母親がHTLV-1に感染している場合，母乳を介して子供の20～30%に感染する．母乳を人工乳にすることにより子供への感染をほぼ防止できる．平成22年度からは全国的にHTLV-1感染予防対策が行われることになり，母子感染率も軽減していくことが予想される．

輸血による感染は，1986年から全国の血液センターで献血時にHTLV-1抗体をチェックしており，現在は輸血による感染の心配はほとんどなくなってきた．

このようにHTLV-1の感染経路は限定されているので，日常生活で感染することはなく，ATL患者やHTLV-1のキャリアーが，生活の制限を受ける必要はまったくない．しかし，ATLの発病までの潜伏期間は40年以上といわれており，すでにいるキャリアーの今後の経過は注意しておくことが重要である．ATL以外にも，HTLV-1の感染により独特の痙性の脊髄症を引きおこし，HTLV関連脊髄症（HTLV associated myelopathy：HAM）の原因となったり，あるいは眼科においてみつかるHTLV関連ブドウ膜炎（HTLV associated uveitis）などの原因となる．

ATL（成人T細胞白血病）

ATLの病型にはHTLV-1感染細胞である白血病細胞が異常に増殖し，短期間で死にいたる急性型の他に，リンパ腫型，さらに臨床経過が遅い慢性型，あるいはほとんど症状がない，くすぶり型もみられる．症状は，全身のリンパ節の腫脹，肝臓や脾臓の腫大，皮膚紅斑や皮下腫瘤などの皮膚病変，下痢や腹痛などの消化器症状などがみられる．成人T細胞白血病リンパ腫の病勢の悪化によって血液中のカルシウム値が上昇し，高カルシウム血症となり全身倦怠感，便秘，意識障害などをおこす．また，免疫能低下により，いわゆる日和見感染症を高頻度に合併する．HTLV-1の感染は，ウイルス粒子単独の感染ではなく，感染したTリンパ球が宿主個体に移入され細胞-細胞間感染がおこり，その細胞が分裂増殖することによりクローン増幅（clonal expansion）が生じて，感染が維持される．増殖したクローンの中から悪性細胞が出現した場合にATLが生じるが，末梢血液中に花弁状に核の切れ込みがみられる白血病細胞が認められる特徴的な血液像がみられる．感染から発症までは40～50年以上の長期を要するので，平均寿命が短かった昔の日本ではATLは問題とならなかったのかもしれない．

HTLV-1感染の診断は，粒子凝集法による血清学的診断が正確かつ迅速であるが，確認試験はウエスタンブロッティング法による．また，HTLV-1をプローブとしたサザン法にて腫瘍細胞がクローン由来であることが確認できる．

ATLは難治性のT細胞性白血病であり，急性型のATLはほとんど化学療法に反応しない．しかしながら，最近の研究成果から治療法の進歩がみられてきている．同種造血幹細胞移植による治療法が検討され，30～40％に治療の可能性があると報告されている．しかし，従来の骨髄移植は，がん化した白血球を作る患者の骨髄を破壊するために，移植直前に大量の抗がん剤や放射線治療が必要で，これが大きな負担となり，副作用が大きかった．さらに，移植が適応となる患者年齢も50歳以下に限られていた．1990年代から始まった「ミニ移植」は，造血幹細胞移植の前処置抗がん剤処置を少なくし，放射線治療を省くなどで患者の負担を軽くすることで，50歳以上の高齢者に対しても行われ，治療成績も上がっている．

さらに，がん細胞を破壊する新薬の1つとして，ケモカインレセプターのCCR4に対するモノクローナル抗体がある．CCR4は正常な免疫系では，制御性T細胞（Treg）および2型ヘルパーT細胞（Th2）に選択的に発現している分子である．このCCR4が，ATLを含むTリンパ腫で発現していることが報告され，とくにATL細胞の95％は過剰発現しているといわれている．CCR4陽性のATLは陰性に比べて皮膚などの臓器浸潤が強く，予後不良であることが知られており，CCR4抗体医薬品が開発されている．CCR4モノクローナル抗体自体には，がん細胞を攻撃する力はないが，これにポテリジェント加工といわれる抗体尻部にあるL-フコースという糖を取り除く処理をすることで，抗体依存性細胞傷害作用（ADCC）を強化することがわかっている．この技術を使って開発された抗体医薬品の治験が行われている．

その他にも，インターフェロンα（IFNα）と抗HIV薬であるジドブジン（AZT）との併用療法が検討されている．これまでは，慢性型/くすぶり型ATLは，皮膚病変などの局所病変の治療を行うのみで，急性転化するまでは経過観察だけで，予後は不良であった．欧米では，IFNαとAZTとの併用療法の有用性が報告されており，わが国でもその検証が行われている．

肝炎ウイルスと肝細胞がん

1）HBV

肝細胞がん患者の約25％はHBVが持続感染しており，HBV抗体陽性で，HBV遺伝子も高率に検出される．HBV陽性肝細胞がんでは，HBV DNAが

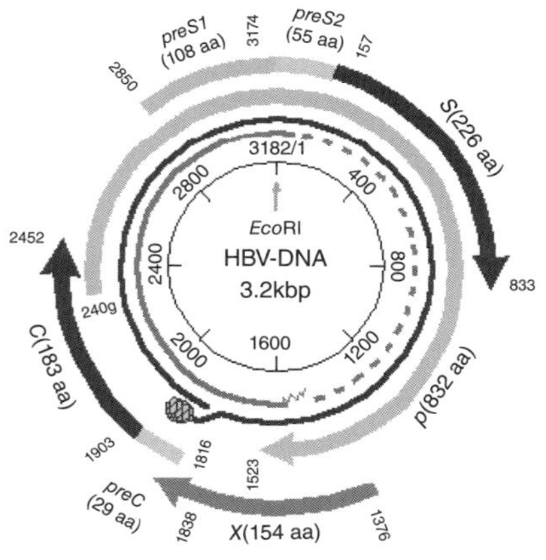

図6-4●HBVの遺伝子構造

がん細胞のDNAに組み込まれて存在するが，宿主DNAへの組み込み部位は一定していない．HBV DNAのうち，肝細胞がん内にもっとも高頻度に検出されるのは，X遺伝子である．このX遺伝子そのものは，レトロウイルスのがん遺伝子とは異なって，細胞DNAとの相同性は認められない．すなわち，報告されているがん遺伝子配列を内包しておらず，発がん過程におけるX遺伝子の意義は十分には理解されていない．しかしX遺伝子を導入したトランスジェニックマウスで肝細胞がんを発生させた実験系を用いた解析から，(1)X遺伝子産物であるXタンパク質が感染肝細胞の細胞質と核に存在し，転写因子を介して増殖に関連する遺伝子(EGF受容体，細胞のがん遺伝子*c-myc*，*c-fos*，Rasシグナル系構成分子など)を活性化する，(2)細胞周期の制御機構を障害する，(3)がん抑制遺伝子*p53*に結合してアポトーシス誘導能やDNA修復機能を抑制することなどが明らかになっている．このようにXタンパク質は細胞増殖の促進やアポトーシスの抑制を介して肝細胞の発がんに関与すると考えられる．

2) HCV

HCV感染は，HBV感染同様に慢性肝疾患の原因となり，肝細胞がんの原因でもある．世界中には約1億7千万人ものHCVキャリアーが存在し，わが国のキャリアーは約200万人以上と推定されている．そのなかで約20%が肝硬変を有しているか，将来肝硬変へと進展するものと考えられている．肝細胞がんの発生率は，海外の報告では年間1～4%とされているが，わが国では5～7%と高く，肝細胞がん患者のうち，約75～80%はHCV感染が原因である．HCV感染からの肝細胞がんの発生はほとんどの場合，肝硬変からの発がんであり，感染から慢性肝炎，肝硬変を経て肝細胞がんへと至る．HCV感染によるがん化メカニズムを考えた場合，HCVはプラス鎖RNAウイルスで逆転写酵素をもたず，そのためウイルス遺伝子は感染後も細胞質内にとどまり，細胞のDNAに直接影響することはないので，がん化への作用は不明瞭な点が多い．しかし，ウイルス遺伝子産物の感染肝細胞内での多様な病原作用が明らかとなり，主に動物実験による解析の結果，いくつかの構造あるいは非構造タンパク質がHCV関連発がん因子の候補としてあげられている．

HCVのRNA遺伝子は約9600塩基より構成され，そこから約300アミノ酸からなるタンパク質が翻訳される．その後，宿主肝細胞やウイルスそのものが有するプロテアーゼによって分断され，ウイルス粒子を形成する構造タンパク質(コア(C)，2つのエンベロープ(E1，E2))と，ウイルス粒子に含まれない非構造タンパク質(NS1，NS2，NS3，NS4A，NS4B，NS5A，NS5B)が産生される．その中で，コア遺伝子を導入したトランスジェニックマウスにおいて肝細胞がんが認められることが知られている．コアタンパク質は，細胞周期関連分子p21WAF1 タンパク質の発現を修飾して細胞増殖を促進し，あるいはアポトーシスを誘導する方向に働く．p21WAF1遺伝子は，がん抑制遺伝子*p53*の標的遺伝子であり，細胞周期や腫瘍形成を制御している．コアタンパク質は肝細胞の細胞質では前駆型として存在して，P53依存性にp21WAF1タンパク質の発現を亢進する．一方，核内に存在する成熟型はP53 非依存性にp21WAF1タンパク質の発現を低下させる．このように，HCVのコアタンパク質は細胞内の局在によって，細胞質ではアポトーシスを誘導し，核内では細胞増殖を促進するという異なる役割をもちつつ，肝がんの発生を惹起する．また，非構造タンパク質NS3Aは宿主肝細胞の核内へ移行しP53タンパク質に結合してアポトーシスを阻害するが，この作用はコアタンパク質と協調的である．さらに，コアタンパク質は，感染肝細胞に脂肪化をもたらし，増大した酸化ストレスの結果，肝細胞がんの発生を誘導することが判明している．

上記のウイルス遺伝子産物による直接的ながん化に加えて，HBV，HCVとも，発がん過程に対する間接的作用が考えられている．これは，慢性感染状態により誘導される患者／宿主側の諸病態が，がん化誘導に促進的に作用することを意味する．たとえば，ウイルス感染に基づいた，壊死炎症反応による肝細胞の傷害と再生の繰り返しは，肝細胞の細胞老化をもたらし，そのような老化肝細胞中でおきる遺伝子の不安定性が重要な一要因であると理解されている．

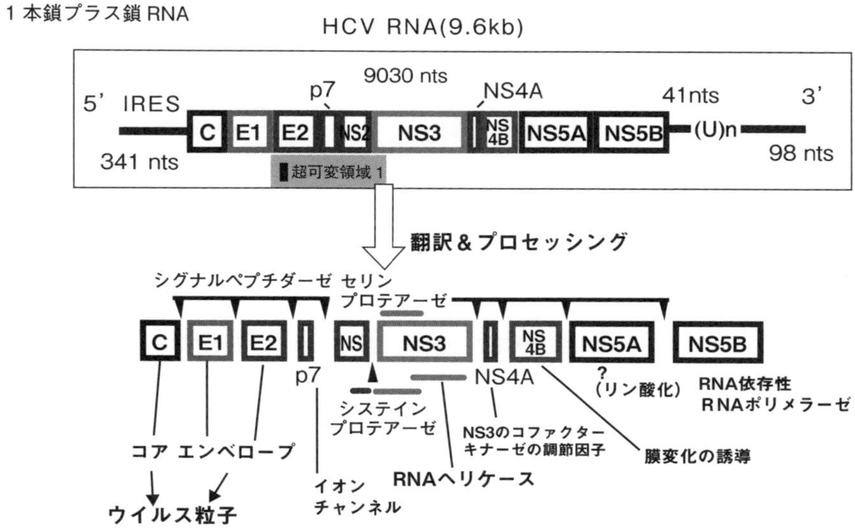

図6-5●HCVの遺伝子構造とウイルスタンパク質

また，慢性炎症および肝硬変／線維化の成立ちに寄与しているさまざまな増殖因子や活性酸素などは，発がんに促進的に作用することが知られている．

HPVと子宮頸がん

ヒトパピローマウイルス(Human papillomavirus：HPV)は，パピローマウイルス科に属する．環状二本鎖DNAを遺伝子とし，エンベロープをもたない約50nmの大きさの正二十面体粒子構造をとる．遺伝子サイズは種類により異なるが，約8000塩基で，8から9つのORF(タンパク質をコードしていると推定される遺伝子)をもっている．

HPVは，皮膚や粘膜に感染して，疣贅(イボ)を形成するウイルスとして古くから知られていた．100種類以上の血清型があり，がんを発生する危険性が高いものと低いものとで，ハイリスク型とローリスク型に分けられる．性行為により性器に感染するHPVは，子宮頸がんの発生に深く関与しており，約40の型が知られる性器HPVの中で，特定の約15の型(16，18，31，33，35，

39, 45, 51, 52, 56, 58, 59型など）が，ハイリスク型の子宮頸がん関連HPVとして知られている．子宮頸がんの原因とはならないローリスク型HPVは，第5章STDで述べた，尖圭コンジローマや喉頭乳頭種（小児型，成人型）の原因となり，HPV6, 11型が代表的である．ハイリスク型の中でも，もっとも高頻度に検出されるのはHPV16型，次いでHPV18型であり，この2種類だけで子宮頸がんを発症している20～30代女性の約70～80%を占めるといわれている．

古くから存在が知られているHPVが，子宮頸がんの原因になることが発見されたのは1983年のことである．発見したのは，ドイツのツア・ハウゼン（Harald zur Hausen）で，その業績に対して，2008年にノーベル医学・生理学賞が授与された．この年の同時受賞者は，第2章で述べた，エイズウイルスの発見者であるモンタニエとバレシヌシである．このHPVの研究成果をもとに，子宮頸がん予防ワクチンが開発され，現在，世界の100ヵ国以上で使用が承認されている．

HPVは，非常にありふれた性感染症であり，30歳未満の女性の感染率は15～25%程度もあり，50～80%の女性が生涯に一度は感染することがあるといわれている．ただし，粘膜細胞に感染した場合は，細胞分裂とともに表皮の上層へと移動して，表皮の剥奪とともに排除されてしまう．また，感染した宿主個体の防御機構によって，感染細胞は異物とみなされ排除される．HPVに感染しても，10～20代の女性では，約70%は1年以内に，約90%が2年以内にウイルスは消失するといわれている．しかし，一部の感染者では，表皮の基底細胞にHPVが感染してそのままウイルスが残存してしまう持続感染がおきることもある．持続感染は，HPV感染者のうちの約10%におき，ハイリスク型HPVが原因であることがわかってきた．HPVに持続感染した細胞のうち，どれくらいの割合が前がん病変に移行していくのかは，感染した型ごとに率が違っていて，もっとも高率なものが16型で約40%，残りの型の場合は約10%程度といわれている．

HPV感染による発がんメカニズムは，子宮頸がんでよく発見されるHPV16型の場合，初期遺伝子（E1, E2, E4, E5, E6, E7）と後期遺伝子（L1とL2）というORFをもっており，その中でとくにE6とE7が発がんに関与していると考えられている．E6は，がん抑制遺伝子である*p53*と結合し，これ

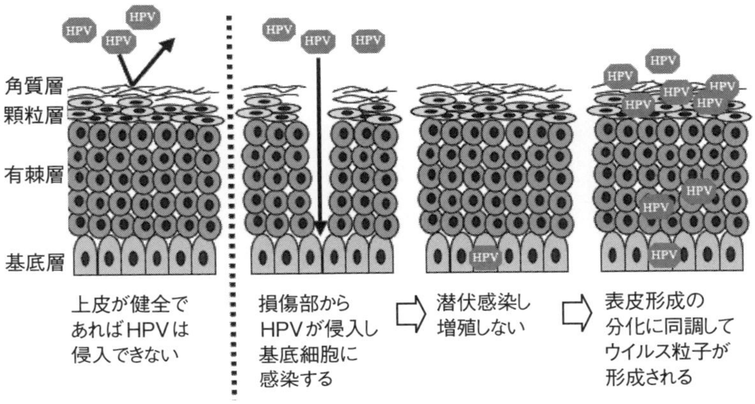

図6-6●HPVの感染様式

を分解することで発がんに寄与している．E7は，*p53*と同様にがん抑制遺伝子である*Rb*遺伝子産物のpRbと結合して，これを分解・不活化することで発がんに寄与している．それ以外にもE7は細胞周期を制御するcdkインヒビターであるp21，p27と相互作用することで発がんに寄与している．

HPVが持続感染し，がん抑制遺伝子が不活化されて異常細胞が出現した後に，異常細胞が存続する因子として，①早婚や若年からの性行為，②喫煙，③多産，妊娠経験が多い，④長期間のピル内服，⑤免疫力の低下(移植患者など)があげられる．すなわち，年齢や環境，体調などによりウイルスが排除される可能性は異なってくる．

HPVワクチン

子宮頸がんは，ハイリスク型のHPVが子宮粘膜に感染して，ごく少数の患者が持続感染して異常細胞が発生し，さらに種々の環境や宿主個体の悪化要因が加わって発生する疾患である．子宮頸がん予防のため，女性を対象にHPVに対するワクチンが接種されるようになった．

通常のワクチンは，生体内に侵入した病原体が局所で一次増殖した時点でワクチンが誘導した免疫記憶の作用により免疫応答が誘導され，病原体の二次増殖を抑制する．従来のワクチンは感染を防ぐのではなく，発症または重症化を防ぐ目的で使用されることが多い．しかし，HPVの場合は，いったん潜伏感染細胞が生じると排除は困難なので，粘膜表面に分泌されるIgA抗体を誘導し

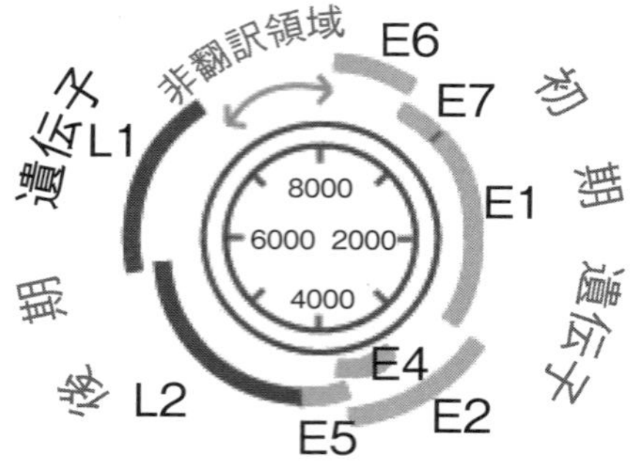

図6-7●HPV16の遺伝子構造

て，感染そのものを防ぐことを目的としたワクチンとして開発されている．

HPVの培養は現在のところ不可能なので，ウイルスを人工的に増やすことはできない．そこで，遺伝子組換え技術によって感染性をもたない人工ウイルス様粒子（virus-like particle: VLP）を作り，アジュバントとともに筋肉注射することで，ワクチンとして用いている．HPV16型と18型を対象とした二価ワクチンであるサーバリックスと，これにHPV6型と11型を加えたガーダシルがあり，2009年12月にサーバリックスが，2011年8月からガーダシルが日本でも承認された．HPVワクチンを投与しても，対象としたHPV16/18型あるいは，HPV16/18/6/11型にしか効果がないかというと必ずしもそうではなく，ワクチンには免疫交差防御効果が認められる．すなわち，HPV16/18型に対するワクチンを投与することにより，構造の類似した他のHPV型に対しても予防効果が期待できることが考えられる．

HPVワクチン接種は，性行為を経験する以前の12歳前後の女子を対象とすることが望ましく，小児のほうが成人よりもワクチン接種後の抗体価が高く，長期間抗体が維持されることが期待されている．日本での優先的接種推奨年齢は，11～14歳の女子とされている．副作用としての重篤な有害事象は，現在までには報告されていない．追加免疫（ブースター）が必要で，3回接種しないと効果が十分発揮されないが，ブースター後は少なくとも4～5年は自然感染の数十倍の高い抗体価を持続することが確認されている．子宮頸がんの予防が主な目的であるが，HPV16/18型が高頻度に検出される肛門がん，膣がん，外陰がん，喉頭がんの一部などでも予防が期待できる．HPV6/11型を含むワクチンでは尖圭コンジローマの予防もできる．しかし，効果がみられる期間は限定的であり，最長6.4年(平均5.9年)持続するともいわれている．また，子宮頸がんの発病を予防するのに必要な抗体の量は現時点では明らかにされていない．子宮頸がんを予防するには，将来，発症年齢になったときに追加接種が必要になる可能性もある．いずれにしても，新しく接種可能となったワクチンであり，男性への接種の必要性や，将来追加接種する時期や回数，長期にわたる副作用の観察など，未解決な課題は多く残されている．

EBVとバーキットリンパ腫，上咽頭がん

1）バーキットリンパ腫の発見

第二次世界大戦後のアフリカ大陸でのことである．1957年にイギリスの外科医，バーキット(Denis Parsons Burkitt)は，東アフリカのウガンダの病院に赴任した．大戦中に軍医としてアフリカに従軍した時に遭遇した，現地の子供たちに多発する奇妙な下顎部の腫瘍に興味をもっていたからである．この腫瘍は，極めて進行が早く，眼窩を侵して顔面の変形が強い致死性の痛ま

Column　子宮頸がん予防に効果的なワクチン

2011年11月8日付けのThe Lancet Oncology誌にHPVワクチンが子宮頸がんの発生率を大幅に減らすことに関連する2つの記事が掲載された．サーバリックスという二価ヒトパピローマウイルス（HPV）ワクチンは，より深刻な浸潤性子宮頸がんの前がん病変に対し，優れた効力を発揮することが報告された．とくに，性的に活動的になる前の思春期の女子に接種するのが効果的であったという，フィンランドの研究グループの報告である．

もう1つのアメリカのグループの研究では，ワクチンを接種することで他の発がん性のあるHPV型－31，33，45と51型に対して免疫交差防御効果が得られることがわかった．HPV-33型の感染は子宮頸部病変へと進行するリスクがとくに高く，また，HPV-45型は腺がんにおいて高い比率を占めている．彼らの研究結果は，免疫交差防御効果が子宮頸がんに対し，すでにHPV16/18型の感染予防効果に関与する以上の効果をもたらす可能性を示唆している．

しいものであった．彼は，翌1958年のBritish Journal of Surgery誌に，“A sarcoma involving the jaws of African children”という，アフリカ広域にわたる38症例の小児の肉腫に関する論文を発表した．風土病としてみつかったアフリカの小児の肉腫が，世界に知られることになった最初の報告である．その後，1962年の国際対がん連合会議で，この腫瘍は「バーキットリンパ腫」と命名されることになった．さらに，彼はこの腫瘍の分布と病態の調査を続け，200以上の症例を集め，それらの症例がアフリカ大陸の西側から東海岸にわたる赤道周辺地帯に帯状に横断して分布しており，マラリアの蔓延地域と重なり合っていることをつきとめた．このような多発地帯ではウイルス感染もおこりやすいので，バーキットリンパ腫の原因として，多くのウイルス学者が病原体の究明を試みた．

2）Epstein-Barr Virus（EBV）

バーキットリンパ腫の微生物学的研究から，多くの病原体が検出されたが，そのほとんどは関係が明確にされなかった．しかし，1964年にエプシュタイン（Michael A. Epstein）とバー（Y. M. Barr）によって，バーキットリンパ腫培養細胞中から見いだされたEBウイルス（EBV）との密接な関連がみつかった． エプシュタインらがEBVを発見した経緯には，大変な苦労と奇跡的な幸運があったという．彼らは，腫瘍組織からのウイルス分離の失敗を重ねた結果，組織培養による細胞株を樹立することを考えた．しかし，これも何度試みても，株化細胞の樹立は成功しなかったという．腫瘍組織は，培養液に入れて氷で凍結して送られてきていたのであろう．そんな時，検体を輸送してきた飛行機が濃霧のために大幅に到着が遅れるということがおきた．当然，氷は溶けてしまい培養液が混濁した検体が届いたという．誰がみても，培養液のコンタミネーション（汚染）である．普通の人間なら，廃棄してしまう状況である．しかし，エプシュタインらは，廃棄する前に念のために顕微鏡で観察した．すると，培養液の混濁は，細菌汚染によるものではなく，増殖した浮遊細胞であったという．解凍した培養液中で細胞が増殖していたのである．発見者の名前をとって，Epstein-Barr Virus（EBV）とよばれるようになったウイルスであるが，彼らはEBVを発見したというより，発見する「能力」を有していたと思える．この能力は，ふとした偶然（あるいは普通の人からみれば失敗かもしれない）をきっかけに閃きを感じて，幸運をつかみ取ることができる能力「セレンディピティ」である．

EBVは，約170 kbの線状2本鎖DNAを遺伝子とする，正20面体カプシドがエンベロープに包まれた，大きさ約120～200 nmのヘルペスウイルス科のウイルスである．ヘルペスウイルス科は，アルファ，ベータ，ガンマの3つの亜科があり，EBVは，ガンマヘルペス亜科，リンフォクリプトウイルス属に分類される．エプシュタインらによって，バーキットリンパ腫との関連が見いだされたウイルスであったが，その後のヘンレ夫妻（W. Henle，G. Henle）を中心とした疫学研究の結果，EBVは普遍的に存在する，成人の90％以上が感染しているウイルスであることが判明した．さらに細胞性免疫系が成立した思春期以後に初感染した場合には，伝染性単核球症（infectious mononucleosis）をおこすことが明らかになった．EBV感染の特徴は，細胞内での潜伏感染と再活性化である．ウイルス粒子内のEBVゲノムDNAは線状であるが，潜伏感染細胞内では端の反復配列（TR）を介して環状となり，エピソーム（染色体に組み込まれるのではなく，染色体外性の遺伝子）として存在している．そして，EBVは試験管内でBリンパ球に感染して，これを不死化させる．EBV感染者の一部は，バーキットリンパ腫や，上咽頭がん，ホジキン病，悪性リンパ腫，胃がんなどの悪性腫瘍の発生と関連している．EBV感染がすぐにがん化を誘導するということではなく，免疫異常や感染細胞の遺伝子変化などの諸条件が加わって，がん化がおきるということである．

EBVのがん化

EBVは，がん細胞において潜伏感染し，完全長のウイルスゲノムが染色体に組み込まれずにエピソームとして核内に保持されている．がんの種類に応じて，発現するEBV遺伝子が異なり，その発現パターンにより潜伏感染様式は3つに大別される．

バーキットリンパ腫や胃がん，上咽頭がんの約3分の2の症例などにおいて認められる1型は，EBV核抗原（EBV- nuclear antigen: EBNA）1，EBVがコードする小さいRNA（EBV-encoded small RNAs: EBERs），BamHIA

Column　セレンディピティをつかまえるチャンス

セレンディピティというと，フレミング（Alexander Fleming）のペニシリンの発見を思い浮かべる．フレミングは，細菌の増殖を阻止する物質を探していた．実験室に散乱していた実験結果を整理していた時に，ブドウ球菌が一面に生えたペトリ皿の培地にカビのコロニーがコンタミネーションしたものがあるのに気づいた．当然，カビが汚染した実験結果などは意味がないと考える．しかし，これを廃棄する前に観察した彼は，ペトリ皿上の細菌がカビのコロニーの周囲だけ透明で，細菌の生育が阻止されていることに気づいた．このことにヒントを得て，アオカビを培養し，その培養液の濾過液に抗菌物質が含まれていることを発見し，アオカビの属名である*Penicillium*にちなんで，“ペニシリン”と名付けた．フレミングは，このペニシリンの発見で，1945年にエルンスト・チェーン，ハワード・フローリーとともにノーベル医学・生理学賞を受賞している．

近年の医学研究の発見には，セレンディピティがあったと伝えられるものが多くある．胃潰瘍や胃がんの原因として注目されているピロリ菌（*Helicobacter pylori*）の発見者であるマーシャル（Barry J. Marshall）の業績もそれである．彼は，慢性胃潰瘍患者の胃粘膜からの細菌分離を目的として，すでに確立されていたカンピロバクター培養法を導入したが，目的の菌の培養には失敗が続いていた．しかし1982年4月のイースター休暇のとき，通常は数日で終わらせる培養を，5日間放置したままにした．そして休暇が終わったとき，培地上に細菌のコロニーができていることに気づいたことが，ピロリ菌の発見につながったといわれている．本来ならば5日間も細菌培養をすることはないのであるが，ピロリ菌は増殖が遅く，培養には長時間を必要とする細菌であったため，休暇期間中に培養を続けていたことが幸運をもたらした．マーシャルは，ピロリ菌の発見により，ロビン・ヴォレンとともに2005年のノーベル医学・生理学賞を受賞している．

セレンディピティをつかまえるチャンスは，等しく誰にでも与えられていると思う．しかし，それをつかまえることができる人は，旺盛な研究意欲をもって日頃から熟考し，注意深く観察する努力を重ねており，自分の研究成果に限りない自信をもっているからこそ，遭遇した偶然から成功を見出せたのであろう．

表6-2●EBウイルス遺伝子の相違と潜伏感染様式の分類

潜伏感染様式	ウイルス遺伝子／タンパク質	細胞の変化			EBV関連腫瘍
		活性化／接着分子の発現	染色体異常	CD8(＋)CTLに対する反応	
1	EBNA-1 BARTs (LMP2A) EBERs	低度	高頻度	抵抗性	バーキットリンパ腫 胃がん 上咽頭がんの約2/3
2	EBNA-1 BARTs LMP1 EBERs LMP2	中等度	中等度	抵抗性～感受性	上咽頭がんの約1/3 ホジキンリンパ腫 NK/Tリンパ腫
3	EBNA-1 BARTs LMP1 EBNA-2 EBERs LMP2 EBNA-3A EBNA-3B EBNA-3C EBNA-LP	高度	低頻度	感受性	免疫不全関連 リンパ芽球様細胞株(LCL) (不死化Bリンパ球)

EBNA:EBV-nuclear antigen（EBV核抗原）
EBERs:EBV-encoded small RNAs（EBVがコードする小さいRAN）
BARTs:BamHIA rightward transcripts
LMP:latent membrane protein（後期膜タンパク質）

rightward transcripts（BARTs），および一部の症例でみられる膜タンパク質であるlatent membrane protein（LMP）2Aのみが発現している．1型の発現にLMP1とLMP2Bが加わった2型は，上咽頭がんの約3分の1，ホジキンリンパ腫やNK/Tリンパ腫でみられる．EBVは，上記のように試験管内でBリンパ球を無限増殖可能なリンパ芽球様細胞株（lymphoblastoid cell line: LCL）へとトランスフォームして，Bリンパ球を不死化する活性をもつ．LCLは，潜伏感染遺伝子すべてを発現する3型を示し，日和見リンパ腫などではLCL様の腫瘍細胞が増殖していると考えられる．しかし，正常な免疫状態ではEBNA3などがCD8陽性Tリンパ球による細胞傷害性細胞（CTL）の標的となるために，LCL様の細胞増殖はおこりにくい．すなわち，HIV感染者/AIDSのような免疫破綻例では，EBVはリンパ球不死化に十分な活性を有するが，通常は，遺伝子発現の限定された1型や2型の潜伏感染様式を示す腫瘍細胞によるがん化がおもなものであると考えられる．

EBNA1は，EBV感染細胞内で細胞分裂がおこる際にEBVゲノムの複製と維持に必須であることが知られている．最近では，EBNA1がアポトーシス抑制作用をもつこと，さらにEBNA1は*p53*により誘導されるアポトーシスを抑制することなどの報告がある．

EBNA 2は，感染Bリンパ球の不死化に中心的な役割を果たすと考えられている．LMP 1は，EBVによって産生される膜タンパク質の1種であるが，発がん遺伝子としての機能も指摘されている．またLMP 1によるNF-κB活性化は，アポトーシス抑制作用をもたらすともいわれている．さらに，バーキットリンパ腫などでは，細胞由来のがん遺伝子である*c-myc*の転座などの遺伝子変化が加わり，がん化に至るといわれている．

第7章 プリオン病

狂牛病と異型クロイツフェルト・ヤコブ病

1986年にイギリスで，飼育牛に奇妙な病気が流行した．ウシが異常な行動を示したり，起立困難な症状を示したりして死亡する，狂牛病(mad cow disease)である．狂牛病という病名から，赤いマントに突進してくる闘牛の荒れ狂ったウシを想像することがあるかもしれないが，おもな徴候は，動きが緩慢で，運動失調や神経過敏などである．歩行障害のために転びやすく，「へたりウシ」と表現されることもある．ただし，これらの病名は俗称である．正式には，病理学的に進行性の神経組織の変性をきたし，ウシの脳の組織が海綿状(スポンジ状)になることから，牛海綿状脳症(bovine spongiform encephalopathy : BSE)という．

BSEは，ヒツジやヤギのスクレイピーと類似した疾患で，その原因は，細菌やウイルスの感染ではなく，プリオンという本来生体内にあるタンパク質が異常化したものであると考えられている．スクレイピーという病名は，発病した動物の神経が冒されて，激しい痒みのために体毛を岩や樹木，柵塀などにこすりつけるような動作(scrape)をする症状に由来している．カラダをこすりつける動作のために脱毛し，症状が重くなると衰弱して起立不能となって，発病後数週間から数ヵ月で死亡する．羊毛業者にとっては，飼育した羊毛の被害などで重大な問題であった．スクレイピーは，1700年代初めから知られており，オーストラリア，ニュージーランド，および南アメリカの一部の国々を除き世界中で報告されている．感染経路は，感染した母ヒツジの分娩時に排出された胎盤などがプリオンを含んでおり，これを子ヒツジや同じ場所で飼育されているヒツジが口から摂取することにより伝染すると考えられている．また，胎内感染がおきる可能性も疑われている．しかし，感染した動物からヒトへ感染したという報告はない．

ヒツジのスクレイピーが約300年も前から知られていたのに，狂牛病が知られるようになったのは，わずか25年前からである．狂牛病の原因であるプリオンは，いったいどこからきたのであろうか？　当時，ウシの配合飼料にタンパク源としてヒツジの肉や内臓が添加されており，その中にスクレイピーに汚染した肉片や骨粉が混入していて，種の壁を越えてウシに感染したのがBSEの起源ではないかと考えられている．ウシ，ブタ，ヒツジ，ニワトリなどの食用動物から食肉を取ったあとには，内臓，骨など大量のくず肉が残る．これらは加熱調理されて，獣脂が分離され，脂をとった残渣は圧縮乾燥されて肉骨粉に加工される．これはレンダリングとよばれる工程で，肉骨粉は家畜の餌や肥料に用いられる．発病したウシはヒトの食料とはされないが，動物の飼料として用いられたのかもしれない．イギリスでのBSEの大量発生は，BSEに感染したウシ由来の肉骨粉を飼料として他のウシが食べたことによるとする説が有力である．ウシ同士の接触や，空気を介して感染することはないといわれている．BSEはイギリス全土に拡がり，畜産農家や酪農農家は大量のウシの処分を余儀なくされた（Am J Epidemiol 1997; 145: 959-969）．

プリオン病には，スクレイピーやBSEの他，スクレイピーがミンクに拡がった伝達性ミンク脳症，アメリカのシカやエルク（オオジカ）の慢性消耗性疾患がある．ペットフードに，プリオン病の動物の肉が使用されている恐れがあり，犬での感染報告はないが，猫ではBSEと似た猫海綿状脳症（FSE）という病気の発生がイギリスで報告されている．ヒトのプリオン病としては，クロイツフェルト・ヤコブ病（CJD），クールー（kuru），家族性におこるゲルストマン・ストロイスラー・シャインカー症候群（Gerstmann-Sträussler-Scheinker syndrome:GSS），致死性家族性不眠症（Fetal familial insomnia）の4疾患が知られている．いずれも発症すると確実に死に至る疾患で，治療法はみつかっていない．

先に述べたように，ヒツジのスクレイピーがヒトに感染したというような報告はみられない．病原体が，ヒツジからヒトへと種の壁を越える可能性は考えにくいとみなされている．しかし，ウシでみられた病気がヒトにまで拡がるかどうかは不明であり，この点が，BSEがみつかった当時から問題とされてきた．1994年から翌年にかけて，イギリスにおいて，病態や臨床経過の違いから新型とみなされる10名の若者のCJD患者がみつかった．CJDは，脳硬膜や角膜の移植や脳下垂体の一部を注入したことでおこる医原性CJDと，家族性の遺伝的要因によるCJD，原因不明な孤発型CJDとがあり，年間発病率は人口100万に1程度である．さらに，通常のCJDは65歳以上の高齢者にみられるのに，短期間に10名もの若者にCJDの発病がみられたということは異常な事態であった．年齢が比較的若年で発症し，死亡までの平均期間が18ヵ月と緩徐なこと，CJDで特徴的な脳波のPSD（周期性同期性放電）がみられないこと，その症状も，うつ状態に代表される精神症状と感覚障害であり，古典的なCJDによく見られる健忘，運動失調，不随意運動が目立たない症例もあった．これを，古典的CJDと区別して，異型クロイツフェルト・ヤコブ病（new variant CJD：vCJD）とよんでいる．vCJDが発見されてから，BSEとの関連が疑われていたが，1996年3月20日にイギリス保健省大臣が下院議会において，「クロイツフェルト・ヤコブ病患者10 人の発病の原因が狂牛病に感染し

表7-1●孤発型CJDと変異型CJDの比較

	孤発型CJD	変異型CJD
平均初発年齢	68歳	28歳
平均罹病期間	4～5ヵ月	13～14ヵ月
症状	急速に進行する痴呆筋強剛，早期からミオクローヌスの出現	顕著な精神症状，不安，引きこもり，不眠，異常行動，記憶力低下，疼痛，歩行不安定，小脳失調
脳波の周期性同期性放電（PSD）	高頻度に陽性	きわめてまれ
MRI画像：信号異常	線条痕	視床枕徴候（Pulvinar）*
種病変部	大脳皮質	小脳，視床，基底核
脳病理：プリオン沈着	シナプス型	プラーク型
Kuru斑	なし	あり
プリオンのウェスタンブロット	1型**	2型**

*　MRIで，視床枕（Pulvinar）にT2強調画像やFLAIRで高信号が90%に陽性である．
**蓄積した異常プリオンをプロテアーゼ処理した後にウェスタンブロット解析すると，分解断片が約21KDの1型と，19KDの2型に大別され，コドン129のメチオニン（M）がバリン（V）に変異しているかという遺伝子変異と関係する．

Column　BSEをめぐるイギリスとアメリカの事情

イギリスでBSEが流行して，その後vCJDがおきた背景として，イギリスの食事情を考えていたところ，スコットランドにはハギスという地方料理があることを知った．ハギスとは，羊の胃袋に細かく刻んだ羊の内臓（心臓，肝臓，肺臓）と根菜類，マッシュ・ポテト，蕪（かぶ）などを肉の煮出し汁と混ぜてつめたものだという．ハンバーガーの食感をなめらかにするために，脳や内臓を混ぜ込んだという話はあったが，もともと動物の内臓を食する文化なのであろう．

著名人の発言は，社会に大きな影響を与える．そして，その影響のために実際には存在していることが，うやむやに隠されてしまうことは多々あるようだ．アメリカは州によって独自の立法権があるために，とんでもない法律が数多くあるらしい．その1つにアメリカ13州で定められている「食品悪評禁止法」というのがある．この法律では，科学的根拠が明確でないのに食品の安全性に悪評を立てた場合，悪評のためにうけた損害賠償を請求できるらしい．この法律を利用して，食肉産業から訴訟となった事件がある．「オプラ・ウィンフリー事件」である．1996年に有名なトーク番組，オプラショウ（1986年から放送が続いている長寿番組である．2008年の大統領選挙で早くからオバマ候補支持を表明して，オバマ旋風のきっかけとなった）の中で，イギリスの狂牛病騒動が世界中に拡がってアメリカでも狂牛病が発生する可能性があるという話から，司会者のオプラが「明日からハンバーガーは食べられないわ」といってしまった．この発言に対してテキサスの牛肉産業が，「科学的根拠がない」として200万ドルの損害賠償請求をした．結局は，オプラの勝利と終わっているのだが，他の12州でも同様な訴訟がおきた．その結果，アメリカでは狂牛病に関する報道が全くされなくなった．軽はずみな狂牛病の発言をすると，多額の賠償金を払わなければならなくなるのが怖いのだろう．しかし，2003年には，アメリカでもBSEに感染したウシがみつかり，日本ではただちに牛肉の輸入制限をした．その後，輸入制限は解除されたが，日本国内の食肉とアメリカとでは基準に隔たりがある．アメリカ人のBSEに対する関心が低いために食品に関する基準が緩いのかと思っていたが，食品産業を守る法律のために厳しい制限が難しいのかもしれない．

た牛肉であることを否定できない」と，狂牛病がヒトに経口感染するかもしれないとの見解を明らかにした．安価なハンバーガーや挽肉に，脳や脊髄などが混ぜられており，BSE病原体に暴露した可能性を指摘したわけである．

この発言により，ウシからヒトへのプリオン感染の可能性も否定できないということになり，全世界に衝撃を与えた．その後の研究から，vCJDとBSEの類似性に関する証拠が蓄積されてきた．すなわち，1）マウスの脳内に接種した場合の発病までの潜伏期と脳内での病変の分布パターンが類似している，2）電気泳動での異常プリオンが同じパターンを呈する，3）vCJDの脳を接種したマウスの臨床症状と脳病変が，BSEの脳を接種したマウスでのそれと類似している，4）サルの脳内に接種した場合の臨床症状や病変などの検討結果から，実験的にもBSEがvCJDの原因であることが示唆された．

プリオン病発見の歴史

18世紀以来，ヨーロッパを中心にヒツジのスクレイピーがたびたび流行している．このスクレイピーが感染症であるということは，1935年にフランスの獣医師によって，発病したヒツジの脳乳剤を健康なヒツジの脳に接種する実験で明らかにされていた．しかし，感染の原因である病原体についてはわかっていなかった．1950年代には，イギリスからヒツジを輸入したアメリカ，カナダ，オーストラリアなどでスクレイピーが発生し，輸入を禁止した国もある．

スクレイピーと似た病気がヒトにもあるということがわかったのは，第二次世界大戦後の1950年代中期のことである．パプアニューギニアの高地に住むフォレ族という部族がいる．彼らには，死者の魂を慰めるため，死体を食べる人肉食（cannibalism）の習慣があった．葬儀の参列者が死者の肉をバナナの葉に包んで焼いて食べた．女性と子供は脳と内臓を食べる．この部族の間では，「クールー」とよばれる神経疾患があり，発病すると手足が震え，方向感覚を失って歩けなくなる．話したり物を噛むこともできず，意識を失い約1年で死に至る．クールーの患者はほとんどは，脳を食べる女性か子供であった．

この疾患に興味を抱いたガジュセック（Daniel Carleton Gajdusek）は，現地でフォレ族とともに暮らし，彼らの言葉や文化を学びつつ，クールーの犠牲者の解剖などを行った．ガジュセックは，この疾患は死者の脳を食べるというフォレ族に伝わった儀式によって感染しているという結論を導いた．そして，クールー患者の脳乳液をチンパンジーに接種する実験が1960年代に行われた．その結果，この病気がスクレイピーと同じように伝播性であることを証明した．さらに，同様の病変を示すクロイツフェルト・ヤコブ病（CJD）も，チンパンジーをはじめとした種々のサル類に伝播できることを証明した．ガジュセックは，「感染症の起源および伝播の新たな機構に関する発見」で，HBVの発見者であるブランバーグとともに，1976年のノーベル医学・生理学賞を受賞している．クールーは，人肉食の習慣をやめることにより，1960年以後はなくなったという．なお，現在では，クールーはCJDが先住民の間での人食いの儀式を通じて拡がっていったものと考えられている．これまでに知られているプリオン病の感染経路を図式化すると，図7-1のようになる．

プリオン病とされるものの多くは感染性疾患であるが，遺伝子変異による遺伝性疾患も存在する．また，ヒトでもっとも多いプリオン病である孤発型CJDは発症原因が不明である．一般にプリオン病は種を越えた伝播はおこしにくいが，BSEは低い確率でヒトに伝播し，異型CJDを引きおこすと考えられている．感染性のプリオン病を総称して伝達性海綿状脳症（TSE：transmissible spongiform encephalopathy）とよぶが，プリオン病すべてが感染す

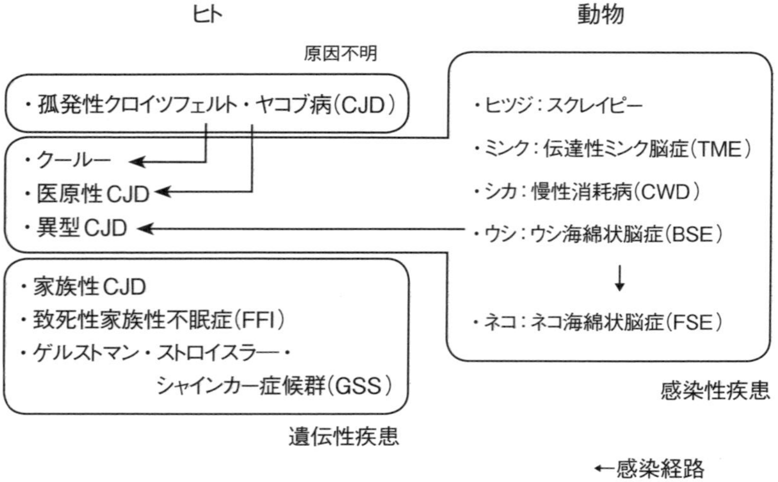

図7-1●プリオン病の感染経路

るというわけではなく，遺伝性のものは一般に感染性が低いことが知られている．

医原性プリオン病

医行為による，異常プリオンの伝播によっておきる医原性CJDが報告されている．これには，深部脳波電極からの感染，角膜移植，ヒト脳下垂体由来成長ホルモン注射などが原因となっているが，とくに問題となっているのは，ヒト死体脳硬膜移植後CJDである．硬膜移植とは脳腫瘍や脳外傷などの脳神経外科手術で，硬膜(頭蓋骨と脳の間の保護膜)を切り取ると硬膜が縮んでしまうので何らかの材料を使って縫い合わせる．このときに他人の硬膜を移植することである．1970年以降は，商品化されたヒト乾燥硬膜が市場に出て，その中にプリオンに汚染しているものが含まれていた．硬膜移植後CJD患者の多くは，アルカリ処理をしていないドイツ製のヒト死体由来の乾燥硬膜(商品名Lyodura)を使用したために，移植を受けた患者がCJDに感染したのである．全世界で160例以上の患者が発生しているが，驚くことに約2/3の患者は日本の症例ということである．1987年にアメリカでの第1番目の症例報告後，滅菌法を水酸化ナトリウム処理に変更されたが，それ以前の危険な製品を回収せずに販売し続けた，といったさまざまな企業責任を怠ったことが指摘されている．日本では，厚生省が1973年にLyoduraの輸入を承認した後，海外での硬膜移植後のCJDの報告があったにもかかわらず，1997年にヒト乾燥硬膜製品の使用を禁止するまで，約10年間も何の措置も取らなかった．厚生省が医薬品の危険に対するチェックや規制を適切に行わなかったことが，日本での症例数が圧倒的に多い原因である．

ヒト由来乾燥硬膜の移植によるCJDが感染した症例の特徴は，潜伏期が約1～30年(平均12年)と長期であり，発症年齢は50代が多く，孤発性CJDと比べるとやや若い．初発症状は小脳失調が多く，眼球運動障害，視覚異常の出現頻度が高い傾向がある．その他の臨床症状は古典型孤発性CJDと大きな違いはなく，PSDやミオクローヌスが出現し，罹病期間も1～2年である．ヒト由来乾燥硬膜移植によるCJDの約30%の患者は，発症1年後にも簡単な応答が可能であるような緩徐進行性の症状を呈する非古典型(プラーク型)である．この場合はミオクローヌスやPSDはみられないことが多いという．

プリオン説の提唱

スクレイピーやCJDの病原体は高圧蒸気滅菌，紫外線照射，ホルマリン処理などの滅菌処理にきわめて強い抵抗性を示すことが知られている．また，通常の微生物である細菌やウイルスに有効な消毒薬でも不活化されない．発病した動物では抗体がみつからず，そのために普通の微生物のような血清反応による病原体の検出もできない．もちろん，現時点では有効な治療法もみつかっていない．このような奇妙な性質から，その本体は長い間謎であった．

1980年代初頭に，カリフォルニア大学のプルシナー(Stanley Ben Prusiner)は，病原体の本体が核酸をもたない感染性のタンパク質粒子(proteinaceous infectious particle：prion，ちなみに，そのままの略称ではproinとなるが，語呂が悪いためoとiを逆にしたらしい)であるというプリオン説を提唱した．プリオンタンパク質には，健常な動物がもともともっている正常プリオンと，スクレイピーやCJDなどの原因となる異常プリオンがあるが，この2つの違いはタンパク質の高次構造(正常プリオンはαヘリックス，異常プリオンはβシート状構造)の違いであり，アミノ酸の一次配列は同じである．タンパク質合成後の，post-translationalなプロセスの異常で，正常プリオンよりも糖鎖が多くついているために，高次構造が異なった異常プリオンができているのであろう．プリオン遺伝子自体は，ほ乳類で保存されている，ありふれた遺伝子である．脳に一番多く発現しているが，他の臓器でもみられる．この遺伝子は，正常な個体では少量の正常プリオンを作っており，タンパク質分解酵素で分解される．しかし，異常プリオンはタンパク質分解酵素で分解されず，これが徐々に蓄積されて神経細胞を障害して，海綿状脳症をおこすことになるという．この説に対しては猛烈な反発がおこった．DNAもRNAもない，タンパク質だけのプリオンが病原体になるというのである．生物の遺伝子本体はDNAであり，その情報をRNAに転写して，これをもとにタンパク質に翻訳するのが，遺伝情報発現のセントラルドグマ(中心教義)である．つまり，遺伝子情報の流れは一方的であり，タンパク質自体がRNAやDNAを合成することはできない．しかし，プリオン説は，タンパク質そのものが勝手に増えるという，自然の法則に明らかに反するものであった．最初は，科学的事実をめぐる論争だったものが，やがて，プルシナーに対する誹謗中傷にもなっていった．その後，プリオン説を支える試験成績が続々と発表された．その結果，当初は特殊なウイルス疾患のひとつとみなされていた病気が，異常プリオンの蓄積によるという新しいタイプの疾患・プリオン病とよばれるようになった．プルシナーは1997年,「プリオン—感染症の新たな生物学的原理—の発見」でノーベル医学・生理学賞を受賞した．しかしこれでプリオン説が科学者すべてに受け入れられたのかといえば，そうでもないのである．異常プリオンがどのようにして生成されたのか，そしてこれが正常プリオンをなぜ変形させるのか，詳しい分子レベルでの機構が解明されたとはいいきれないのである．

2004年に，プルシナーはScience誌に「プリオン説の最終証明」という論文を発表している．試験管内で作った異常プリオンを投与することにより，マウスに海綿状脳症を発生させることに成功したというものである．ただしこの実験にはさまざまな不備も指摘されており，プリオン説に対する根強い反対意見を完全に断ち切るには至っていない．『プリオン説はほんとうか？ —タンパク質病原体説をめぐるミステリー』(福岡伸一著，講談社ブルーバックス)では，幾多のプリオン説のへの反論が記載されている．例えば，病変部に異常タンパク質があったとしても，それが病気の原因とはいえない．異常タンパク質が蓄積して病気になったのか，病気になったから異常タンパク質が蓄積したのか，2つの可能性がある．原因であるのか結果であるのかが不明なのである．

異常タンパク質の存在はまた,感染経路に関しても多くの疑問が残っている．BSE由来の異常プリオンは，経口摂取された後に腸管粘膜上皮にあるM細胞に取り込まれ，上皮細胞下のリンパ組織にある濾胞樹状細胞（follicular dendric cell: FDC）や神経細胞，グリア細胞に取り込まれる．FDCや神経細胞内には正常プリオンタンパク質が存在しており，この正常型と異常プリオンが接触することで，異常型への変換，増加が生じるとされている．粘膜下の神経叢に取り込まれた異常プリオンは，迷走神経を逆行性に上行して，延髄にある迷走神経背側に達し，ここから神経脈絡網を介して中枢神経全体に感染が拡大する．しかし，胃から腸に至るまでに消化液に暴露した異常プリオンが，そのままM細胞に取り込まれているのであろうか？　さらに，プリオン病は発症までの潜伏期間が非常に長い．すなわち，極微量のウイルスが感染して，それが発症するまでの増殖に時間がかかるから，そしてあまりにも微量であるから，その病原体の検出ができていないという可能性は否定できない．現在の技術でみえていないということは，存在していないということとは違うのである．この謎の多い，プリオン説の議論が終結するにはまだ多くの課題が残されている．そして，ここ数年BSEのことが話題にのぼることは少なくなったが，輸入牛の問題を含め，BSEやvCJDの危険性が決してなくなったわけではない．

医学研究の不確実性

プリオン説は，生物学のセントラルドグマを覆した大胆な理論であることは既に述べた．そして，その理論に対してノーベル賞が授与され，多くの科学者はプリオンの存在を信じている．しかし，異常プリオンが病気の原因ではなく，プリオン病に罹患した結果，異常プリオンが検出されるのではないかと疑っている研究者がいることも事実である．BSE感染牛がイギリスで大量に発生した1990年代初めには，種の壁を越えてBSEがヒトに感染することはないといわれていた．しかし，1996年に，イギリス保健省大臣がBSEとヒトvCIDとの関連性を公表した．そして，BSEはヨーロッパを越えてアメリカ，カナダでも発生し，vCJD患者も世界中で散見されている．

イギリスにおけるBSEの発生頭数は約19万頭，vCJD患者数は175人(2011年3月時点，うち3人は輸血が原因と思われる)であり，世界全体におけるvCJD患者(224人)のほとんどがイギリスに集中している．日本におけるBSE発生頭数は36頭，vCJD患者は1人(2011年3月時点)報告されている．このうち，2005年2月に国内においてCJDが確認された患者については，イギリス滞在時にBSEに曝露されたのが発病の原因と考えられている．厚生労働省は，vCJDに対する予防的かつ暫定的な措置として，2005年6月1日より，1980年から1996年の間にイギリス国内に1日以上滞在した者の献血を制限する措置をした．この措置は，平成22(2010)年1月27日より，イギリスに通算1ヵ月以上滞在した者からの献血を制限することと変更された．これは，イギリスでの患者発生数が，ピーク時の2000年には28人のvCJDの死亡例がみられたものの，2008年には診断例2人，死亡例2人と減少しており，その後のアウトブレイクがみられないことを考慮したことであろう．しかし，現在では患者発生がなくなったのかというと，そうではない．

図7-2にみられるように，1992～1993年にイギリスでのBSE感染牛のピークがあり，2000年～2001年にvCJDのピークがみられることから，潜伏期は8～10年といわれていることが正しいようにも思われる．しかし，1960年代に，人肉食を禁止したことで一世代の内に消滅したといわれていたクールー患者も，実際には未だ年間に1～2名発生しているとの報告もあり，その潜伏期間は50年にもおよぶのではないかという研究者の意見もある．プリオンが本当に病原因子かどうかの疑問も含め，発病までの潜伏期間がどれくらいなのかも，まだよくはわかっていないのである．

食肉の安全性

2003年12月にアメリカ国内でのBSEの発生が報告され，日本はただちにアメリカからの牛肉等の輸入を停止した．アメリカ政府は，歩行困難なウシの食用としての流通の禁止，30ヵ月齢以上のウシについて脳，脊髄等特定危険部位の除去の義務付けなどの安全対策を公表した．さらに，30ヵ月齢以上で歩行困難や中枢神経障害等のBSE感染の兆候のあるウシを中心に，検査頭数を拡大すると発表した．しかし，これでもアメリカで1年間に処理される3500万頭のわずか1％程度にすぎず，全頭検査と同等の措置を要求する日本側とは大きくかけ離れている．

アメリカは，BSEの原因である異常プリオンは感染していても月齢の少ないウシでは発症が少ないこと，現在のBSE検査の迅速診断方法では異常プリオンの蓄積の少ないウシを検出しにくいこと，多くの発生国では30ヵ月齢以上のウシについてのみ検査していること，危険部位を除去すればリスクのほとんどを除去できること，全頭検査は牛肉業界に多大なコストを強いることなどの理由をあげて，日本に対して，全頭検査をしなくてもアメリカ産牛肉の輸入を認めるよう要求してきた．最終的には，2004年10月に日米両政府は，（1）

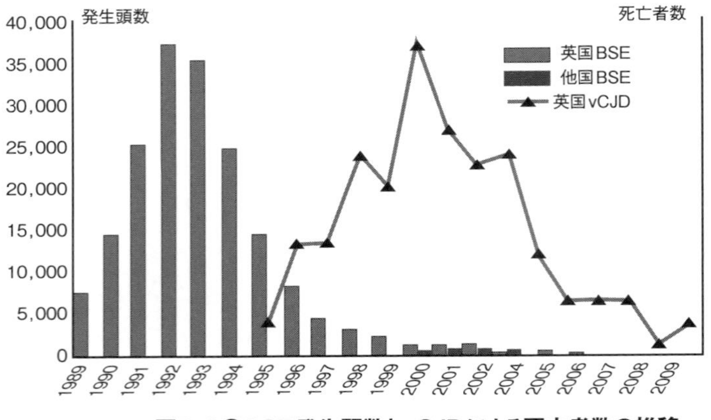

図7-2●BSE発生頭数とvCJDによる死亡者数の推移

出典)Department of Health(イギリス保健省)(2010年3月), 日本のデータは2010年4月14日現在
＊vCJD患者のうち, 2010年3月現在, 6人が生存
＊英国以外のvCJD症例数　アイルランド4名　注1;フランス25名　注2;イタリア2名;ポルトガル2名;カナダ1名　注3;日本1名　注3;オランダ3名;アメリカ3名　注4;スペイン5名;サウジアラビア1名
注1) うち1名は英国滞在のある患者
注2) うち1名は英国滞在のある患者
注3) 英国滞在歴のある患者
注4) うち2名は在米英国人, 1名は在米サウジアラビア人

特定危険部位はあらゆる月齢のウシから除去する, (2)牛肉は, 個体月齢証明等の生産記録を通じて20ヵ月齢以下と証明される牛由来のものとして, 輸入再開することに基本合意した. しかし, アメリカでは, 日本のように誕生等の記録を明らかにできる個体識別制度は一般的ではない. また, 輸入再開後にもアメリカ国内でのBSE感染牛がみつかったことや, 輸入した牛肉の危険部位除去違反が判明したことなどがあった. 自由貿易による経済の発展は大切である. TPP(環太平洋経済連携協定)は, 貿易や投資の自由化を推進する協定である. TPP交渉は, 関税の撤廃, サービス貿易の拡大など, WTO(世界貿易機関)以上に自由化を進めようとしているほか, 投資, 競争, 貿易と環境・労働などWTOがこれまで扱っていない分野についても, 新たなルールを作ろうとしている.

しかし, 所違えば食に対する考え方も異なる. BSEでは, 月齢20ヵ月以下のウシでは異常プリオンの蓄積が少ないとして, 脳や脊髄などの危険部位を除去した牛肉を輸入している. しかも, ウシの月齢は獣医師以外も含む検査官

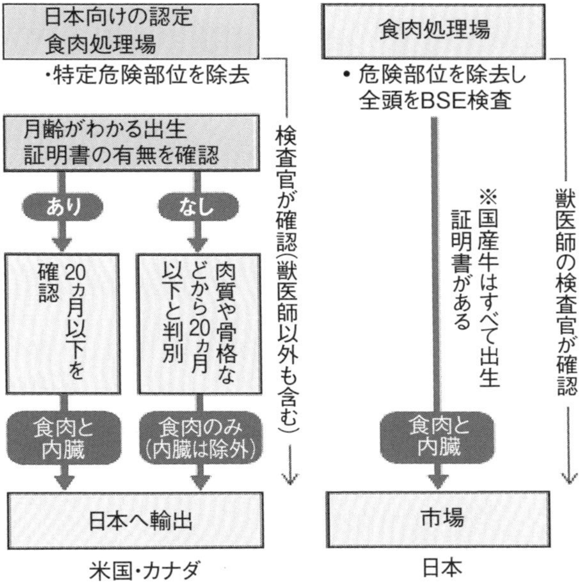

図7-3●アメリカ・カナダと日本の牛肉処理の流れ(朝日新聞より一部改変)

が,肉質や骨格から判断している.国産和牛のような出生証明があるわけではない.日本国内で実施されている,出荷牛の全頭検査を望むのは無理であろうが,なし崩し的に輸入規制が緩和されることはないように,注意が必要である.まして,牛肉に関する問題は,2011年春に生肉クッパによる腸管出血性大腸菌による食中毒が話題になったが,BSE感染によるvCJDがおきた場合には,発症まで長期に経過するため,大腸菌とは比べようもなく原因究明は困難である.今後,政府が行っていくTPP交渉においては,経済面のみではなく,食の安全面も考慮して,国益に添った協定がなされることを望みたい.

第8章 バイオテロリズム

2001年9月11日

ニュースを聞いたのは，久しぶりに会った友人と会食し，最寄りの駅からタクシーで自宅に帰る途中であった．タクシーのカーラジオから叫びにも似たアナウンサーの声が響いた．「ニューヨークの世界貿易センタービルに，また飛行機が突っ込みました」．何のことかわからずに，運転手に尋ねた．「アメリカで，飛行機がビルに激突したらしいです．さっきから，そのニュースばかりですよ．今また2機目が衝突したらしいです」．自宅に帰り着くとすぐにテレビのスイッチを入れた．画面には，逃げまどうニューヨーク市民と，その背後に炎上する世界貿易センタービルの姿が映し出された．そして，画面右側から飛行機が現れ，炎上するツインビルと，もう1つの棟に旅客機が吸い込まれていくように激突する映像が流れてきた．数分後，巨大な爆発とともに炎と黒煙が上がり，ビルが崩れ落ち，人々の泣き叫ぶ声が聞こえてきた．20数年前にアメリカに留学していた時に訪れたことがあるニューヨーク市街，アメリカ合衆国の繁栄のシンボルのごとき巨大な超高層ビルが上部から完全に崩壊し，膨大な瓦礫と化してマンハッタン南部が煙で覆いつくされる衝撃的な映像が映し出された．さらに，首都ワシントンのペンタゴン(国防総省)にも旅客機が衝突して炎上したというニュースが伝えられ，その後4機目の旅客機がペンシルベニア州西部に墜落したとの報道がなされた．“September eleven”同時多発テロは，全世界を恐怖と驚愕のふちに陥れた．どのテレビ局も通常番組の放送予定を変更し，ニューヨークやワシントンとの中継映像が放送され続けた．

最初は，ドラマのワンシーンでもみているような錯覚を覚えたが，繰り返し映し出される映像とアナウンサーの叫び声から，大変なことが現実におきていることが実感できてきた．そして，このような突然の大騒ぎを以前にも経験したことがあるような気がした．そうだ，当時より6年前の朝にもこのような騒動がおきていた．

地下鉄サリン事件

地下鉄サリン事件は，1995年3月20日に東京都の地下鉄でカルト新興宗教団体のオウム真理教信者がおこした，民間人を標的とした無差別テロ事件である．神経ガスであるサリンを地下鉄車両内で散布して，死者を含む多数の負傷者を出した．当時，私は山梨医科大学（現，山梨大学医学部）微生物学教室で働いていた．オウム真理教の宗教施設であるサティアンが山梨県にあり，地域住民とたびたび問題をおこしてローカルニュースに取り上げられ，職場の仲間との雑談にオウム真理教のことが出ることもあった．地下鉄サリン事件の前年，1994年6月に隣県の松本市でサリンが噴霧され，8人が死亡，約660人の重軽症者が出た事件があり，サリンという毒ガスがあることは知っていた．しかし，当時の私はオウム真理教にもサリンにも関心はなく，自分が住む同じ県内におかしな連中が集団生活しているらしいくらいにしか感じていなかった．

事件当日の朝，ふだんどおりに大学の研究室に行くと，「大変なことが東京でおきている」と，皆が騒いでいた．研究室のテレビをみてみると，地下鉄の出口と思われる建物周囲の歩道には大勢の人が倒れ，車道では消防隊員が走り回って被害者を救急車へと運び入れ，車のクラクション音と人々の叫び声が入り乱れた映像があった．まさか，都会の真ん中で，朝の通勤ラッシュ時間帯に毒ガスを散布するようなことがおきるなどとは思いもしなかった．しかし，現実にそのような事件が発生し，東京都内の地下鉄5編成でサリンが散布され，乗客や駅員ら13人が死亡し，6300人以上の負傷者を出した．日本における戦後最大級の無差別殺人テロがおきたのである．その後，前年に発生した松本サリン事件もオウム真理教信者の犯行であることが判明した．これらのサリン事件は，一般市民が化学兵器の被害者になった事件として，全世界に衝撃を与え，世界中の治安関係者を震撼させた．さらに，オウム真理教への捜査段階で判明したことには，彼らはサリンなどの神経ガス以外にも，炭疽菌やボツリヌス菌を使った生物兵器の使用を考えた無差別テロも計画していた．彼らの施設では，炭疽菌を培養するためのタンクや培養液がみつかり，ボツリヌス菌の毒性を調べるための動物を飼っていたともいわれている．

アメリカ炭疽菌事件

アメリカの同時多発テロの7日後，9月18日と翌19日の2度に分けて，アメリカ合衆国のテレビ局や出版社，上院議員に対して，炭疽菌が封入された郵便物が送りつけられた．この炭疽菌の感染により，5名が肺炭疽を発症して死亡，17名が負傷した．この事件は，兵器として微生物が使われ，被害が一般市民におよぶことを実感させ，アメリカのみならず世界中を震撼させた．

オウム真理教がおこした地下鉄サリン事件後，彼らが数々の神経ガスや，細菌兵器の開発を考えていたことが明らかになった．東京都江東区で炭疽菌を培養して異臭騒動がおきた事件があったことや，新宿駅でボツリヌス菌を散布したが，この菌が嫌気性菌であるために空気に触れた途端に死滅して，被害はなかったことなどが報道されていた．やはり，無差別テロに微生物を使うにはさまざまな困難があり，失敗することの方が多いのだと筆者は思った．しかし，アメリカでは実際に炭疽菌を培養して，白い粉末にしたものを入れた封筒が無差別に送られていたのである．このような事件がおきると，これを真似たいわゆるユカイ犯が出現する．世界中で，「白い粉」の入った郵便物のいたずらが横行した．「白い粉」と聞いただけで過敏に反応する人も出た．お菓子についているシュガーパウダーですら，道路に落ちているだけで騒ぎ立てる人もいたらしい．生物兵器が恐ろしい理由は，微生物による実際の被害だけではない．臭いも形もない(形はあるが，小さすぎて目にみえない)外敵と，いつ，どこで出くわすかもしれないという心理的恐怖におそわれ，その恐怖心が拡がるという社会パニックの原因となる可能性がある．

バイオテロとは何か

テロリズム（terrorism）とは，暴力や武器などを用いて相手を脅すことである．それも政治的目的を達成するために行う組織的暴力の行使や，それを容認する手技のことである．テロの被害は，物理的被害はもちろんであるが，恐怖心による心理的衝撃が大きいこともある．政治的な意味合いを含むために，その定義は難しい．アメリカが発表する「テロ組織」の指定要件の1つには「その組織の活動は，アメリカ合衆国国民の安全あるいは合衆国の国家安全保障（国防，国際関係，経済的利害関係）を脅かすものでなければならない」という要件も入っているという．日本では，警察庁組織令第39条や自衛隊法第81条の2第1項などの法令などで，「政治上その他の主義主張に基づき，国家若しくは他人にこれを強要し，または社会に不安若しくは恐怖を与える目的で多数の人を殺傷し，または重要な施設その他の物を破壊する行為」など複数の規定文書がある．

定義が各国毎に異なるうえに，国家が引きおこした暴力行為はテロとよばれずに軍事作戦や諜報活動等の呼称でよばれることが多い．とくに，暗殺行為など，人命を奪う行為は国家や情報機関組織が関与した場合には，外交上の摩擦を避けるために，通常はテロと指摘しないことが多い．しかし，ブッシュ大統領政権下のアメリカ合衆国から，テロ支援国家としてイラク，イラン，リビア，北朝鮮が，「悪の枢軸」と名指しされた．これは，これらの国がテロを行う可能性がある国家と恣意的に表現したのであろう．

テロ行為には，兵器（weapon）が使用されることが多い．もともと兵器とは，戦闘の際に攻撃や防御に使う武器のことである．銃や刀剣，爆薬などを通常兵器とよぶ．近年は，同時に大量殺戮を目的とした大量破壊兵器が問題となっており，これには核（nuclear）兵器，生物（biological）兵器，化学（chemical）兵器があり，NBC兵器ともよばれる．

それでは，生物兵器とは何であろう．ライオンやトラなどの猛獣を飼い慣らしてヒトを襲わせるわけではない．ここでいう生物とは，細菌やウイルスなどの微生物である．生きた微生物や微生物が産生した毒素を散布する，またはこれらを充填した砲弾・爆弾・ミサイル等の総称で，ヒト，動物または植物に害を加えることを目的として使用するものをいう．生物兵器では，自然に発生する感染症との区別が困難であり，生物兵器を使用したかどうかを判断することは難しい．また，使用する病原体によってはヒトからヒトへと感染が拡大し続けるために被害が広範かつ長期的に持続する可能性が高い．小さなテロであれば，病原体さえあればいかようにでもおこしうる．NBC兵器のうち，生物兵器が核兵器や化学兵器と異なる特徴として，以下があげられる．

① 建物や設備を破壊することなく，ヒトのみを殺滅できる．

（その後，除菌すればそのまま上下水道，通信設備，道路などのインフラを利用することも可能である）

② ヒトからヒトへと感染するため，被害が広範かつ長期的に持続する．

③ 体内への導入経路が多様（航空機から爆弾投下や散布，地上でのエアロゾル噴霧，水源・食品の汚染，粉末入りの郵便物，感染昆虫や動物の放出など）であり，広範囲に伝染させることができる．

④ 少量で済むことから持ち運びが容易である．

（1993年のアメリカ合衆国政府機関の報告では，100 kgの炭疽菌を首都ワシントンで空中に散布した場合，約300万人の死者がでると推計している．この被害は，水素爆弾に匹敵する）

⑤ 微生物によっては容易に増殖可能で，大量生産を迅速に行うことができる．

⑥ 比較的安価である．

（例えば，攻撃範囲1平方キロメートルの敵または市民に大量の犠牲をもたらすために必要な経費は，通常兵器を使用した場合には＄2000，核兵器では＄800，化学兵器（神経ガス）では＄600，生物兵器ではわずか＄1の費用ですむと試算されている．それゆえ，生物兵器は，「貧者の核兵器」ともよばれることがある．

その他にも，病気の発症までに時間がかかるために，攻撃者である散布した人間が安全な地域まで逃げる時間を稼ぐことができ，そのために犯人の特定が困難となる．治療には専門の医学知識が必要であり，みえない敵に対する恐怖心を大衆に与えるために，心理的な効果が大きく，パニックをおこしやすいなどが特徴としてあげられる．

表8-1●NBCによる人体傷害の特徴

	五感で	汚染	症状	治療
放射性物質	不明	検知可	遅発	特異的なものはない
生物剤	不明	早期には検知可	遅発長期にわたる	ワクチン，抗菌薬
化学剤	わかるものもある	検知できるものもある	早期に出現	特効薬があるものもある

生物兵器の歴史

人類の戦争の歴史をみてみると，紀元前から生物兵器が使われていたことがわかる．紀元前6世紀頃，古代オリエント最初の帝国のアッシリア人はライ麦の麦角で敵の井戸を汚染した．同じく紀元前6世紀に，古代ギリシア7賢人の1人であるアテネのソロンは，Krissa攻囲中に，敵の給水を汚染するために下剤ハーブ・ヘレボルス(ザゼンソウ/ミズバショウ)を使ったという記録がある．中世になると，1346年にカファ(現在のクリミア半島フェオドシイス)包囲中，タタール陸軍にペストが発生した．攻撃者は死体を敵の城壁内に投げ込んで伝染病を流行させ，ついには敵陣を降伏させることができた．この時に生き延びて，カファを去った若干の感染者がヨーロッパ全体に拡がった世界的流行病・黒死病の始まりかもしれないという．このように，ペストで死亡した死体を井戸に投げ込んだり，天然痘患者の死体やその衣服を，敵の陣地に投げ込んだりした記録が散見できる．近代になってからは第二次世界大戦中のナチスドイツ軍や日本陸軍731部隊の細菌兵器実験が知られている．細菌兵器の開発は1972年に国際法により禁止されたが，当時は米ソの冷戦時期であり，多くの細菌兵器の開発がなされていた．1991年にソビエト連邦が崩壊したことにより，細菌兵器が海外に流出したといわれている．しかし現在でも，イラクや北朝鮮などが生物兵器などを保有している可能性が危惧されている．

これまでの生物兵器の開発は，軍隊が敵の軍隊に対して使うものとして考えられていた．しかしながら，1984年9月に，アメリカ合衆国オレゴン州ダルズで発生したバイオテロは，一般市民を標的としたものであった．この事件は，ダルズ郊外の農場に新興宗教ラジュニーシ教団が数千名の規模で移住し，もともとその地域に居住していた住民と軋轢を生じていたことが発端であった．そんな中で，住民751名が*Salmonella typhimurium*に感染し，地域の公衆衛生機関が症例対象調査を行い，疫学解析から地域10ヵ所のレストランのサラダバーが原因食品と推定された．公衆衛生機関が調査した結果，地方選挙の結果に影響を与えるために，ラジュニーシ教団メンバーが故意にレストランのサラダバーを汚染していたことが判明した．オウム真理教信者が行ったようなテロ行為である．先に述べたアメリカでおきた炭疽菌テロや日本のオウム事件からわかるように，現在にあっては，生物兵器は戦争に使われるよりもむしろ一般市民が対象になる危険性が高いということである．そしてこれらの事件は，バイオテロリズムは，いつ，誰に対してもおこりえる状況にあるということを人々に確信させる事件であった．

バイオテロに使用される可能性がある微生物

それではどのような種類の微生物が生物兵器として可能性があるのであろうか．生物兵器として用いられるには，兵器としての目的にあったいくつかの基準や条件を有することが必要と考えられる．それには，①ヒトからヒトに効率よく感染する（感染率が高い）こと，②空気や水を介して伝播される（伝播力が強い）こと，③体内に侵入すると速やかに病気をおこす（感染発症率が高い）こと，④病気になると簡単には治せない（難治性疾患を引きおこす）か，死亡させ

表8-2　CDCによるバイオテロに使用可能な生物兵器のカテゴリー分類

【カテゴリーA】 最優先の病原体で，以下の理由から国の安全保障に影響を及ぼす． 1．容易に人から人へ伝播される． 2．高い死亡率で公衆衛生に大きなインパクトを与える． 3．社会にパニックや混乱をおこすおそれがある． 4．公衆衛生上，特別の準備を必要とする．	1．Variola major（天然痘） 2．*Bacillus anthracis*（炭疽） 3．*Yersinia pestis*（ペスト） 4．*Clostridium botulinum*（ボツリヌス）毒素 5．*Fracisella tularensi*s（野兎病） 6．フィロウイルス，アレナウイルスなど（エボラ出血熱，マールブルグ出血熱，ラッサ熱などのウイルス性出血熱）
【カテゴリーB】 比較的散布が容易で，中程度の発症率であるが，死亡率は低い．診断やサーベイランスの強化を必要とする．	1．*Coxiella burnetti*（Q熱） 2．*Brucell* spp.（ブルセラ症） 3．*Burkholderia mallei*（鼻疽） 4．アルファウイルス（ベネズエラ馬脳炎など） 5．リシン，ブドウ球菌エンテロトキシンBなど 6．*Salmonella* spp.（腸チフス） 7．EHEC（出血性大腸菌） 8．*Vibrio cholerae*（コレラ） 9．*Criptosporidium parvum*（クリプトスポリジウム症）
【カテゴリーC】 第三の優先度で，以下の理由から将来，遺伝子操作で広範囲に散布可能な病原体になりうるもの． 1．入手容易． 2．生産と散布が容易． 3．高い発病率と死亡率で衛生上大きなインパクトを与える可能性がある．	1．ニパウイルス（ニパ脳炎） 2．ハンタウイルス（腎症候性出血熱，ハンタウイルス肺症候群） 3．ダニ媒介性脳炎ウイルス（ダニ媒介性脳炎） 4．黄熱病ウイルス（黄熱病） 5．多剤耐性結核菌（多剤耐性結核）

る力がある(病原性が強い)こと，⑤標的とする地域住民や動物がその微生物に対して免疫をもっておらず抵抗力がない(感受性である)ことなどを兼ね備えていることが必要と考えられる．

アメリカ合衆国疾病予防管理センター（CDC）は，バイオテロに使用可能な生物兵器のカテゴリー分類としてAからCまでの3カテゴリーに分けて，それぞれに危険性のある病原体をあげている．表8-2はその分類である．

カテゴリーAは，空気感染するものや，上水路に混入させて感染させるなど伝播が容易で致死性が高いものである．カテゴリーBには，感染した動物との接触や，経口感染するものが含まれる．カテゴリーCには，蚊やダニなどの昆虫や，ネズミなどの動物が感染に媒介するウイルスが含まれる．当然のことであるが，HIVのように性感染を伴うような濃厚接触が感染成立に必要な病原体は，病原性が強くともバイオテロに用いるのには適さない．

ウイルス性出血熱は，第1章を参照していただき，それ以外のカテゴリーAの感染症については次項に記述する．

CDCカテゴリーAに区分される感染症

1)炭疽

炭疽（anthrax）は*Bacillus anthracis*（炭疽菌）の，感染によっておこる人獣共通感染症である．病原体の炭疽菌は，1876年にコッホ（Robert Koch）が発見した芽胞を形成するグラム陽性桿菌で，世界中の土壌のどこにでも存在する．草食動物が口や皮膚の傷口から感染し，突然死の原因となる．問題になるのは家畜への感染で，ウシ，ウマ，ヒツジ，ヤギ，ブタの感染が毎年，多数報告されている．ヒトへの感染はこれらの家畜を介した感染がおもな感染経路で，炭疽菌を含む動物からの排出体液に触れたり，その家畜を解体処理したり，その家畜の肉を食べた，あるいは炭疽菌の付着している動物の皮革を取り扱った場合などに感染することが多い．ヒトからヒトへ直接に感染することはない．

ここで炭疽菌ワクチンに関して述べておく．コッホが炭疽菌を分離した後，1881年にパスツールが弱毒化した炭疽菌を使って生菌ワクチンを開発した．しかし，これは家畜の感染症として炭疽が問題視されていたため作られた，家畜用のワクチンである．動物用ワクチンとして，日本，中国，ロシアで生菌ワクチンが，またアメリカ，イギリスでは死菌ワクチンが使用されている．アメリカでは，ヒト用の不活化ワクチンが発売されているが，長期に渡り3～6回の接種が必要であることと，副作用の発生頻度が高いことなどから，一般的には使用されない．感染初期であれば，抗菌薬による治療が有効である．草食動物(ウシ，ウマ，ヒツジ)では，急性の経過をとり，敗血症を引きおこすため，治療効果が期待されないことが多いが，ヒトでは早期治療すれば抗菌薬が有効である．

炭疽菌を生物兵器として使用する場合，①世界中のどこにでもいる常在菌であるため比較的容易に入手可能である，②好気培養で増殖するので，培養が比較的容易で安価に行える，③短期間で致命的な感染症をおこす，④ヒトからヒトに感染しないので，実施者が比較的安全に取り扱うことが可能である，⑤有効な治療薬がある，など生物兵器として用いやすい条件がそろっている．しかし，芽胞形成によって土壌汚染が半永久的に持続するため，使用した後の土地への移住などができなくなることや，ワクチンの効力は十分でないなどの不利な点もある．2001年のアメリカ同時多発テロで実際に用いられたのをきっかけに，バイオテロに利用される危険性がとくに重要視されている．ただし致死率の高い肺炭疽を発症させるために炭疽菌芽胞をエアロゾル化したり，治療薬が特定できないように薬剤耐性遺伝子を導入するなど，生物兵器としてより危険性が高いものにするためには高度な科学技術が要求されると考えられている．

■ 検査室での取り扱い

日本では，バイオセーフティレベル3(P3)の病原体として扱われ，研究施設での使用，保管状況は厳重に監視されている．

炭疽菌(*Bacillus anthracis*)が産生する毒素として，edema factor (EF)，lethal factor (LF)，protective antigen (PA)の3種の毒素が知られている．

確定診断は，患者の検体から，培養，同定，およびPCR法によって炭疽菌を検出することである．*Bacillus*で，*B. anthracis*以外の種は，ヒトの常在菌として存在することがあり，とくに血液培養などでは表皮ブドウ球菌などのように混入することがあり，*B. anthracis*を疑っていることを臨床検査室に告げないと，コンタミネーション(混入汚染微生物)として扱われ，見落とされる可能性があるので注意が必要である．

*B. anthracis*は，*Bacillus*のほかの種とは容易に区別がつき，血液培地で溶血せずに，白から灰色のコロニーを作る．標準的な血液培地または栄養培地で，35～37℃，5～20％のCO_2で18～24時間の培養で特徴的なコロニーを形成する．これをグラム染色，MacFadyean's polychrome methylene blue染色，または墨汁染色を行って，厚い明瞭な莢膜を確認することができれば炭疽菌の可能性はきわめて強い．重要なことは，各医療機関で，抗菌薬の投与前に，血液，あるいは，脳脊髄液の培養を確実に採取しておくこと，そして，それを検査室に，*B. anthracis*を疑っていることを通知したうえで培養，同定を依頼することである．

■ 臨床症状

炭疽症の潜伏期間は，通常1～7日であるが，60日にもおよぶこともある．感染経路に従って，皮膚炭疽症，肺炭疽症，消化器炭疽症，髄膜炭疽症などの病型に分けられる．

(1)皮膚炭疽症

炭疽菌の芽胞は，皮下組織に感染をおこす．90％以上の病変は，衣服で覆われていない部分，すなわち，顔，頸部，腕，手におこる．病変は，特徴的な痛みのない丘疹ではじまり，その後水疱状になり，2日ほどで潰瘍形成がおこり，痂皮になる．所属リンパ節腫脹もみられる．水疱の液のグラム染色では，白血球が少ないか欠如していることが特徴的で，グラム陽性の桿菌として観察される．

(2)肺炭疽症

肺炭疽症は，羊毛取り扱い者が羊毛を洗うときに，炭疽菌の芽胞を吸い込むことによりおこる．空気感染する炭疽菌の芽胞は，5 μmより大きい場合，上気道に付着し，繊毛運動などで排除されるため，肺疾患をおこさない．2～5 μmの場合には，吸気に混じって肺に到達した芽胞は肺胞に付着し，肺内でマクロファージに貪食されて縦隔のリンパ節へと運ばれる．そこで縦隔リンパ節の壊死，出血性縦隔炎，壊死性肺炎などをおこす．この段階になると，血液を介しても感染が全身に伝播し，菌血症，髄膜炎なども併発する．一旦，発症すると死亡率はほぼ100%であるため，早期診断が重要であるが，初期症状は感冒様症状(発熱，筋肉痛など)であるため，早期診断が不可能な場合が多い．病気の進行は急激におこる．感冒様症状の患者が2～3日以内に，呼吸困難，低酸素血症，血圧低下などをおこし，胸部X線で縦隔拡大(縦隔炎を示唆する)がみられるようであれば，肺炭疽症を疑う．

(3)咽頭，消化器炭疽症

炭疽菌に汚染された肉などを摂取することでおこる．咽頭炭疽症の場合，発熱，咽頭痛，頸部腫大が見られ，さらに咽頭に痂皮がみられるようになる．消化器炭疽症の場合は，初期症状として悪心，嘔吐，食欲不振，発熱があり，次いで腹痛，腹水貯留，吐血をあらわし，血液性の下痢を呈する．敗血症に移行するとショック，チアノーゼを呈し，死亡する．死亡率は25～50%とされる．

(4)髄膜炭疽

皮膚炭疽の約5%，肺炭疽の2/3に引き続いておこるが，まれに初感染の髄膜炭疽もある．髄膜炭疽は治療を行っても，発症後2～4日で100%が死亡する．

■ 治療

炭疽菌は，ペニシリン，クロラムフェニコール，テトラサイクリン，エリスロマイシン，ストレプトマイシン，ニューキノロンなどの抗菌薬に感受性がある．

炭疽症の治療は，疾患が疑われる段階の初期治療(empirical therapy)，確定診断がついて抗菌薬の感受性も判明している場合の治療(specific therapy)，さらに，暴露後の発症を予防するための予防的投薬(とくに肺炭疽症)の3つに分けられる．

(1)初期治療として推奨されている治療法.

炭疽症が確定し，感受性検査結果が判明するまでは，

大人：シプロフロキサシン，400mg，静注で12時間ごとに投薬する．

子供：シプロフロキサシン，1日20～30mg/kg静注で，2回に分けて投薬する．

(2)確定診断後の治療

大多数の炭疽菌は，ペニシリンに感受性があるため，第一選択薬はペニシリ

ンである．しかしながら，1992年と1997年には，Lancet 1992;340:306-7, Lancet 1997;349:1522などにペニシリン耐性の炭疽菌が報告されており，抗菌薬の感受性を調べる必要がある．

ペニシリンGの用量は，200万単位を3時間ごと，400万単位を4～6時間ごと，などと文献により違いがあるが，1日の総投与量は，1600万単位から2400万単位で大量投与する必要がある．

(3) 患者ケア

患者の診察・治療にあたっては，ヒト-ヒト感染がないために患者隔離の必要はない．患者ケアにあたっては，CDCやアメリカ感染管理・病院疫学従事者学会(American Association for Professionals in Infection Control and Epidemiology: APIC)などが推奨するスタンダードプレコーション(標準的予防)を遵守することが基本である．すなわち，患者の診察・治療などの行為前後での手洗いの徹底，採血時などで血液をはじめとする体液に接触する可能性のある場合や，皮膚や粘膜などの病変に接触する可能性のある場合は，手袋の着用が必要である．菌血症を併発している場合は，患者の血液に接触すると感染の可能性がある．咽頭，消化器炭疽症も，患者の下痢便や腹水，血液などに直接接触する可能性がある場合は，手袋の着用が必要である．

2) 天然痘

天然痘ウイルスによる急性，発疹性感染症である．7～17日の潜伏期の後，倦怠感，発熱，頭痛といった前駆症状で発病し，2～3日後に特徴的な発疹が出現する．発疹は，おもに顔，腕，脚に出現する．ヒトからヒトへは空気感染し，この感染力は発症後1週間以内の患者からのものが最も大きい．治療しないままでいると，30%程度が死に至るなど脅威的な疾患であったが，ワクチンがきわめて有効であり1980年にはWHOが撲滅宣言を出した．しかしながら，その後も研究用としてアメリカ，旧ソ連でウイルスが保存されていた事実がある．1990年代初頭にソビエト連邦が崩壊して，生物兵器として保管されていた天然痘ウイルスが海外へ流出した恐れがあることは，既に述べた．

原因である天然痘ウイルス(Poxvirus variolae)は，200～400nmのエンベロープを有するDNA型ウイルスで，牛痘ウイルス，ワクシニアウイルスなどとともに，オルソポックスウイルス属に分類される．低温，乾燥に強く，エーテル耐性であるが，アルコール，ホルマリン，紫外線で容易に不活化される．

臨床的には天然痘は致命率が高い（20～50%）variola major と，致命率が低い（1%以下）variola minor（alastrim virus, variola minororalastrim）に分けられるが，増殖温度を除きウイルス学的性状は区別できない．

■ 臨床症状

［前駆期］ 急激な発熱（39 ℃前後），頭痛，四肢痛，腰痛などで始まり，発熱は2～3日で40 ℃以上に達する．小児では吐気・嘔吐，意識障害などもみられることがある．麻疹あるいは猩紅熱様の前駆疹を認めることもある．第3～4病日頃には一時解熱傾向となる．

［発疹期］ 発疹は，紅斑→丘疹→水疱→膿疱→結痂→落屑と規則正しく移行する．発疹は顔面，頭部に多いが，全身にみられる．水疱性の発疹は水痘の場合に類似しているが，水痘では各時期の発疹が混在して同時にみられるのに対して，天然痘では，その時期にみられる発疹はすべて同一であることが特徴である． 天然痘の場合，水疱に臍窩がみられるのも水痘との相違点であり，かつて「ヘソがあるのは天然痘，ヘソのないのは水ぼうそう」といわれていた．第9

Column　種痘の効果

1796年，イギリスの開業医エドワード・ジェンナー（Edward Jenner）は天然痘の予防法として種痘（vaccine）を発明した．イギリスではその頃，乳牛に牛痘（cow pox）が流行していたが，牛痘に感染した乳搾りの女性は天然痘に感染しないことがわかっていた．この牛痘ワクチンはヒトからヒトへと植え継がれ，種痘は拡がっていった．種痘が普及した国々ではしだいに天然痘の発生は治まっていったが，インド，インドネシア，ブラジル，アフリカ中南部，エチオピアなどは常在地であった．

この牛痘由来の痘苗がわが国にもたらされたのは発見から50年以上もたった1848年である．1885年には「種痘施術心得書」が内務省告示として出されている．1946年には約18000 人の感染があったが，緊急接種などで沈静化した．1956年以降，わが国での発生はみられていない．

病日頃に膿疱となるが，この頃には再び高熱となり，結痂するまで発熱が続く．また，疼痛や灼熱感が強い．痂皮形成後に解熱するが，疼痛は続き，嚥下困難，呼吸障害などもみられる．

治癒する場合は2～3週間の経過であり，色素沈着や瘢痕を残す．痂皮が完全に脱落するまでは感染の可能性があり，患者の隔離が必要である．

■ 治療

天然痘治療には特異的なものはないが，ワクチン接種をすることで軽症化または発病予防効果が期待される．感染後4日以内に接種すると発症を防いだり重症化を抑えることができるという観点から，感染後の接種投与も有意義である．輸液や解熱・鎮痛等の対症療法や二次感染予防のための抗菌薬の投与も重要である．

■ 種痘/天然痘ワクチン

種痘により，天然痘の撲滅が成功したように，ワクチンの有用性は高いが，副作用も問題であった．種痘後には10～50万人接種あたり1人の割合で脳炎が発生し，その致死率は40%と高い．その他にも全身性種痘疹，湿疹性種痘疹，接触性種痘疹などの副反応が知られていた．わが国では1976年に，それまで使用されていたリスター株を改良したLC16m8株が開発され（千葉県血清研究所），弱毒痘苗として採用されたが，同年わが国の定期接種としての種痘を事実上中止したため，実用には至らなかった．さらに，WHOによる天然痘撲滅宣言により，1980（昭和55）年には法律的にも種痘は廃止され，現在に至っている．

天然痘ウイルスがバイオテロに使用された場合，ウイルス曝露後4日目以内であれば，ワクチン接種により軽症化または発病予防効果が期待される．天然痘と同じくオルソポックスウイルス属に分類される生ワクシニアウイルスを用いた，弱毒生ワクチンがある．初回接種後3～5年間は高い免疫力が維持されるが，5年を過ぎると免疫力は徐々に失われていき，20年後にはほぼなくなってしまう．天然痘に曝露後2～3日以内に接種すれば発症を抑えられ，治療的効果が認められる．感染後4～5日後の接種でも死亡リスクは大幅に下がるとされる．

3）野兎病

野兎病（tularemia）は野兎病菌（*Francisella tularensis*）による急性熱性疾患で，代表的な動物由来感染症の1つである．野兎病菌は，グラム陰性の多形性を示す桿菌であるが，大きさ0.2μm × 0.2～0.7μmと小形の桿菌であるため，球桿菌とも表現される，通性細胞寄生菌である．自然界において本菌はマダニ類などの吸血性節足動物を介して，主に野ウサギや齧歯類などの野生動物の間で保持されており，これらの感染動物から直接あるいは間接的にヒトに感染する．近年，わが国において野兎病は非常にまれな感染症であるが，過去において生物兵器としての開発がなされていたことがあり，罹患率と致死率が高いことから，本菌が生物テロに使用される可能性のある病原体としてあげられている．

野兎病の感染様式は，保菌動物から直接，あるいはマダニなどを介して間接的に感染するが，バイオテロでは菌をエアロゾル化して散布される可能性も大きい．菌に汚染した飲料水や食物を用いて感染拡大を図る可能性も考えられるが，野兎菌は塩素に感受性であるので，河川や貯水池が汚染されても塩素消毒が施されている水道水が汚染される可能性は低い．これに反して，呼吸器感染の場合には，野兎病菌が10～50個の少量のエアロゾル状態で感染が成立すると考えられている．

臨床症状は，3日間をピークとする1週間以内の潜伏期の後，悪寒，戦慄，頭痛，筋肉痛，関節痛などの非特異的な感冒様症状を主体として発症する．39～40℃の発熱に前後して病原菌の侵入部位に局所のリンパ節腫脹がみられる．腫脹したリンパ節部位は自発痛や圧痛を伴う．病原体の侵入部位によって多彩な臨床像を呈し，①腋窩リンパ節などの腫脹が主な症状である，リンパ節型，②菌侵入部位の壊死や潰瘍を伴う，潰瘍リンパ節型，③結膜症状や眼瞼浮腫を訴える，眼リンパ節型，④鼻粘膜に痂皮形成がみられる，鼻リンパ節型，⑤扁桃腫脹に膿苔，膿疱がみられる，扁桃リンパ節型，⑥胸痛，肺炎症状を認める，肺炎型，⑦発熱，意識障害，髄膜刺激症状がみられる，チフス型のような複数の病型が知られている．各病型の経過中，3週目頃に一過性に蕁麻疹様，多形浸出性紅斑などの多彩な皮疹（野兎病疹）がみられることがある．バイオテロの場合，本菌が空気中に散布されると3～5日後に肺炎，胸膜炎，および肺門部リンパ節腫脹を伴う急性の熱性疾患の流行が認められると想定されている．

野兎病菌はβ-ラクタム系抗菌薬には耐性を示すが，アミノグリコシド系抗菌薬，テトラサイクリン系抗菌薬，クロラムフェニコール，マクロライド系抗菌薬に感受性を示す．治療薬の第一選択はアミノグリコシド系抗菌薬の静脈内投与であり，第二選択として体内移行が優れている薬剤(シプロフロキサシン，ドキシサイクリン)の静脈内あるいは経口投与がある．バイオテロによって野兎病菌に曝露された可能性がある場合には，周囲の非曝露者に対する抗菌薬の予防内服が必要となる．

4)ボツリヌス症

ボツリヌス菌毒素によりおこる．アメリカ軍でも兵器化されたことがあるほか，湾岸戦争以前にはイラクでも保有していた．ボツリヌス症には食餌性ボツリヌス症，乳児ボツリヌス症，創傷ボツリヌス症がある．食餌性ボツリヌス症は一般に食中毒として知られているが，ボツリヌス症は感染症法第4類に分類されている．生物兵器として考えた場合，空気中にボツリヌス毒素を散布することによって直接的に曝露させる方法のほか，水・食料へ混入することで，これらの供給を妨害する目的も考えられる．1990年代にオウム真理教信者が，培養したボツリヌス菌を散布したという事件があったが，ボツリヌス菌は偏性嫌気性菌であり，空気に触れると死滅するために，生菌を散布した場合は被害がおきなかった．

毒素を吸入した場合，食餌性ボツリヌス症に類似した症状を呈するが，一般的に経口摂取した場合より潜伏期間は延長する．この症状は神経伝達部位におけるアセチルコリン放出を抑制することでおきる．これにより運動神経および副交感神経が遮断され，複視，眼瞼下垂，口渇，嚥下困難，尿閉，便秘等のほか，骨格筋の麻痺が発生する．この麻痺は呼吸筋にもおよび，その結果，呼吸困難に陥り死に至る．ヒトからヒトへの感染はないので患者隔離の必要はない．

治療薬としては，ボツリヌス毒素に対する抗血清の早期投与が第一選択となる．しかしながら，呼吸管理を含む対症療法も重要であり，抗血清がない場合でもこれによりほとんどが治癒しうる．すなわち，ボツリヌス症の治療のポイントは，呼吸障害によって致命的な状態に陥りやすいので，気管内挿管・気管切開による気道の確保とともに，人工呼吸器による呼吸管理を行う必要がある点である．1950年以前では60％の致死率であったが，呼吸管理法が進歩した今日では5％以下となっている．ボツリヌス毒素は非常に強い毒性をもつものであるが，安定性は低い．例えば，空気中では12時間以内で，さらに日光下では1～3時間で毒性を失う．また熱にも弱く，80℃，30分間の加熱で失活する．水中では3mg/Lの塩素濃度下では，20分でほとんど100％が毒性を失う．0.4mg/Lの濃度（通常の水道水残留濃度）では，20分間で84％が失活する．

バイオテロがおきる可能性がある社会的問題

新興・再興感染症が発生する理由の1つとして，絶対に忘れてはならないのが，人為的に感染症を発生させるバイオテロである．誰がいつ，何の目的でバイオテロを実施するのか．1990年代初頭にソビエト連邦が崩壊し，東西の冷戦状態はなくなった．しかし，中東，アフリカ諸国はもとより，世界中の多くの地域で国際間の戦争，内紛がおきている．これらの紛争問題ははるか紀元前から続くものもあれば，第二次世界大戦後に生まれた問題も多い．国家間の大規模な戦争の可能性は少なくなったであろうが，宗教，政治，民族，貧富格差などさまざまな問題をかかえる現代社会において，テロや小規模紛争などの発生は多くの地域で懸念されている．そうであるならば，「貧者の核兵器」ともよばれる生物兵器を使用するバイオテロの危険性はますます高まるであろう．生物兵器を保有する国や地域は，イラン，北朝鮮をはじめとして10数ヵ国あるといわれている．使われる可能性がある微生物として，1980年に撲滅宣言され，地球上から自然感染として発生する可能性は皆無となった「天然痘」があげられ，その対策を行わなければならないのは，むなしいことである．日本では，2003年11月施行の感染症法改正に伴い，天然痘が1類感染症に加えられることになった．

バイオテロがおきる社会的問題として，考えられることには，①貧困，②社会の閉塞感，③抑圧され，無視され続ける弱者，④革命がおきないためのガス抜き，⑤外交上の戦略，などがあげられる．しかし，人間がおこす事件の要因は，決していくつかの事項に集約できるものではない．国家間の利益や外交上の戦略などは，まだ理解しやすい要因である．しかし，何の関係もない一般市民が被害となるようなテロに関しては，どのような注意を払い，対策をすればいいのかわからないことが多い．

この原稿を執筆中の2011年11月21日に，地下鉄サリン事件，松本サリン事件，弁護士一家殺人など，オウム真理教がおこした事件の一連の裁判が終結した．しかし，なぜこのような無差別テロが一宗教団体によって実行されたのか，首謀者の目的や意志の真相は不明なままに，世紀の裁判は幕を閉じた．これらの事件に関与した信者には，有名大学の理学部，工学部出身者もいたし，医師の資格をもつ者もいた．サリン事件は化学兵器を用いたものであるが，彼らは生物兵器の開発も行っていたし，被害こそ出なかったが実際に東京市街地で散布したともいわれている．十分な生物学的，科学的知識を修得していたはずの彼らが，なぜあのような愚行をおかしたのか，その行為の結果がどのようになるのか予想できなかったのであろうか．オウム真理教がおこした事件が発端となって，特別に訓練された兵士が戦場で被害に遭遇するのではなく，一般市民が日常生活を送っている中でテロの被害に遭う危険性を，我々は知ることになったのである．そして，アメリカの同時多発テロの数日後に，炭疽菌を使ったバイオテロがおきた．恐れていた危険性が，確実に実行されてきたのである．バイオテロは人間がおこす犯罪である．この見えない危険性に対するバイオテロ対応というのは1つの捉え方，考え方として重要である．しかし対応事項をよく検討すると，それらはすべて感染症の対策，すなわちサーベイランスの強化と迅速診断能力の充実である．したがって，医療に関わる各個人が，日常業務それぞれの役割の中で，ハード・ソフト両面のレベルを高めていくことが，いち早くバイオテロがおきたことを感知し，被害を最小限に抑えることにつながることになる．

おわりに

私の研究者としてのスタートは，研修医を終了して，アメリカ・オレゴン州ポートランドにあるオレゴン大学医学部（現Oregon Health Science University）皮膚科の免疫学研究部門に留学してからである．ここでは，黄色ブドウ球菌感染によるトキシック・ショック症候群（TSS）の発病に関連する毒素の精製を行っていた．

ブドウ球菌毒素の研究をしている他の研究グループから，発熱性毒素であるpyrogenic toxinが発症と関与するという報告がされていた．それに対して，私は自分自身や同僚の研究者の末梢血リンパ球を幼若化して増殖させるタンパク質を探索して，TSS-1と名付けたタンパク質を精製した．このTSS-1がリンパ球増殖に関わるのは，成人末梢血中に存在するブドウ球菌の毒素を記憶しているメモリーT細胞に作用して，サイトカインを放出してリンパ球増殖がおきる，すなわち免疫が関与するアレルギー反応と考えられていたのであろう．1980年当時のことである．しかし，胎児臍帯血から分離したリンパ球であっても，同様の操作で増殖がみられた．複数の臍帯血を用いたが，同じ結果であった．ウサギの末梢血リンパ球でも同様に増殖効果がみられた．ウサギに精製したTSS-1を静脈注射した後，解剖して内臓病変を調べてみると，肺臓，肝臓，脾臓などほとんどの臓器に出血とリンパ球の浸潤がみられた．

私のボスは，この結果が気に入らなかったらしい．アレルギー反応であるなら，ブドウ球菌の感作がおきていない臍帯血リンパ球の反応と，成人末梢血リンパ球との反応は異なるのではないか．まして，生後から管理して飼育しているウサギの末梢血の反応や全身症状が，人間の患者の劇症所見と同じはずがないと，激しく叱られた．その当時の私は，抗原提示のしくみや，抗原を認識したTリンパ球からのサイトカインの分泌，そして一部のTリンパ球がメモリー細胞となって，再度抗原タンパク質に暴露した時に激しいアレルギー反応がおきるメカニズムを完全に理解しておらず，非特異的な反応としてTSS-1が成人リンパ球だけではなく臍帯血リンパ球の増殖をおこしてもよいのではないかと思っていた．それでも，ボスの逆鱗に反論することはできずに，一部のデータを省いて，アメリカの皮膚科学会と，1983年に京都で開催された国際免疫学会で発表した．

その後，スーパーアンチゲンというTリンパ球を非特異的に多数活性化させて，多量のサイトカインを放出することができる抗原タンパク質の存在が明らかになった．その代表的なスーパーアンチゲンとして，トキシック・ショック症候群の原因となるTSST-1があげられている．しかし，国際的に承認されているTSST-1は，残念ながら私が精製したTSS-1ではない．1980年代後半になると，TSST-1がサイトカインの過剰産生を誘発し，ウサギに接種することで人間にみられるのと同様な症状が再現され，これがトキシック・ショック症候群の病態に関与することが示唆された．スーパーアンチゲンの発見の兆しとなるような現象をみつけながら，自分の知識不足と，観察した実験結果を正確に判断しえなかった，当時のことを思い出すたびに悔やまれる．

アメリカから帰国した後，1985年から山口大学医学部の山本直樹教授の研究室で，エイズ治療薬の開発を目的として数多くの化合物，天然抽出物の抗HIV活性を試験し，その作用機序の研究をしてきた．その中には，d4T(サニルブジン)のようにエイズ治療薬として臨床使用が承認されたものもあるが，ほとんどは実験室内の活性がみられただけで，実用化されたものはない．しかしながら，実験室内での結果とはいえ，活性をみつけたいずれの物質も，私にとっては将来のエイズ治療薬になり，社会に貢献できるのではないかと期待を膨らませたものである．

山本研究室のグループが，MT-4細胞を感染標的細胞とした実験系を確立し，プラーク法などのウイルス定量試験をアメリカ科学雑誌 Scienceに発表したのが1985年の初夏であった．その年の秋，カリフォルニア大学ロサンジェルス校(UCLA)のMichael Neushul教授から，抗ウイルス活性が期待される海藻があるので，共同研究をして活性物質を探索してほしいとの手紙が来た．私は，MT-4細胞実験系を使った抗HIV活性試験を行っており，送られてきた海藻の抽出物に逆転写酵素抑制作用と抗ウイルス活性をみつけ，有効成分の精製を行った．その結果，抽出液中にあるカラゲナンに近い硫酸多糖体が活性物質であるという結論に達した．さらに，ヘパリンなどの硫酸多糖体には抗ウイルス活性があるが，硫酸化されていない多糖体には活性がみられず，抗HIV作用の鍵となるのは硫酸化であることがわかった．こうした知見をもとに，デキストランなどの多糖体を硫酸化し，これらが強力な抗HIV活性を示すことを報告した(J. Cancer Res. Clin. Oncol., **113**; 413-416, 1987, Antimicrob. Agents

Chemother., 31; 1524-1528, 1987). そして，硫酸化多糖体はHIVに感染した細胞と非感染細胞との細胞間感染による合胞体形成を阻止するが，逆転写酵素阻害薬のAZTはこれを抑制しない．すなわち，硫酸化多糖体の作用機序は，ウイルスが感染標的細胞に吸着するステップを阻害することを，世界で初めて示したのである．毎日が新しい発見の連続で，私の人生で一番研究生活が楽しく，エキサイトした時期であった．しかしながら，研究者として生きていくことの難しさも経験させられた．この研究成果に関しては，国内の某企業から共同研究の申し出があり，種々の硫酸化および非硫酸化多糖の提供を受けていたが，その共同研究者と山本研究室との間に意見のくい違いがおこり，データの一部を独自に，しかも私たちの名前を省いて報告された．この経緯は，1988年のScientific American（日本版サイエンス），『エイズ治療薬の開発』に記載されている．我々が発見した硫酸化多糖体の抗HIV活性の報告後，国内の企業や化学合成を行っている大学の研究室との共同研究が進み，また，アメリカやヨーロッパでも，いろいろな物質を硫酸化することで，より有効な抗HIV物質を開発しようとの研究へと発展していった．しかしながら，アメリカでデキストラン硫酸の臨床治験が行われたが，エイズ患者に対しての有効性は認められずに，硫酸化多糖体がエイズ治療薬となることはなかった．

1988年から1990年までの2年間は，ベルギー，ルーバン・カトリック大学のレガ研究所のデ・クラーク（Eric De Clercq）教授のもとで研究に携わった．デ・クラークは，HIVが発見される以前から広く抗ウイルス活性をもつ物質の開発研究を行っており，レガ研究所は抗ウイルス薬研究のメッカみたいなところであった．世界中の製薬会社や薬学関係の大学から種々の試料が集まり，その中から有効物質を探索していく．研究者間で担当するウイルス種，役割分担が決まっており，システマティックに研究が進展していく設備と人材がそろっていた．ここでの留学期間中に研究者として生きていく上で，同じ研究室に所属する仲間のみならず，外部の企業や大学，研究所との連携が大切で，彼らとどのように役割分担して研究を進めていくかという研究者としてのマネージメントを習ったと思う．はたして，それが自分のものとなって，現在のマネージメント能力が発揮できているかというと，はなはだ疑問ではあるのだが．

1990年に帰国して，山本教授が山口大学から東京医科歯科大学へ異動したのと一緒に，私も同年12月から東京医科歯科大学に勤務することになった．1993年5月から山梨医科大学(現，山梨大学医学部)，1996年11月から鹿児島大学歯学部，そして2001年5月から聖マリアンナ医科大学に移って，この間ずっと抗ウイルス薬の研究を行ってきた．帰国後すぐに行った研究から，カブトガニの血液細胞にある抗微生物ペプチドであるタキプレシン，ポリフェムシンの誘導体に抗HIV活性があることがわかった．これは，京都大学薬学部，藤井信孝教授，玉村啓和講師(現，東京医科歯科大学教授)との共同研究から始まった．22番目に提供を受けた合成ペプチドに強い抗HIV活性がみられたのでT22と名付け，これをリード物質として，構造と抗HIV活性相関を検討しながら，さらに強い活性物質を合成していった．このT22誘導体は，デキストラン硫酸などの吸着阻害より後のステップで，HIV感染の逆転写酵素が働く前に作用して抗HIV活性をすることを報告した(Antimicrob. Agents Chemothr., **36**; 1249-1255, 1992)．1996年になって，HIV感染のコレセプターとして，ケモカインレセプターが働いていることがわかり，T22類似体はCXCR4とHIVの結合を阻害していることが判明した．ちょうど私が鹿児島大学に赴任した時期で，藤井教授からより低分子化したT22類似体を多数供与され，T134やT140と名付けた合成ペプチドに強い抗HIV活性がみられ，その活性にはペプチドの2次構造が関係していることを報告した(Bioorganic Med. Chemist., **6**;473-479,1998)．CD4とCCR5の遺伝子を導入したHeLa細胞を用いて，もっとも強い抗HIV-1活性がみられたT134を検討した結果，CXCR4リガンドであるSDF-1の作用には影響するが，CCR5のリガンドであるMIP-1βには影響しないこと．T134は，化学構造は異なるが同じくCXCR4に対する侵入阻害薬であるAMD3100耐性ウイルスにも野生株同様に感染阻止効果があることなどを報告した(J. Virol., **73** **(2)**;1719-1723, 1999)．これらのペプチドは内服投与することができず，注射で投与するしかない．さらに，生体内での安定性が確保できないなどの問題があり，臨床試験にまでは至っていない．しかしながら，第2章で記載したようにアメリカではgp41に作用してHIVの侵入を阻害するペプチド製剤であるエンフュヴァタイド(ENF，T20)が承認されている．我々が名付けたT22とは，全く別の研究過程で出てきたものであるが，偶然にも名称が似ているペプチドである．現在私の研究室では，ドラッグデリバリーシステム

(DDS) として，皮下注射で投与しても長期にそこにとどまり，時間をかけて除放していくハイドロゲルを用いて，ワクチンや化学療法薬の投与方法を検討している．この方法を用いることで，ペプチド製剤であっても，週に1回程度の皮下注射投与で効果が認められる製剤化を完成させることを期待しており，新規の治療法の開発に有効な手段となるかもしれない．

この本の中でも，『多くの科学的発見に関わった人たちは，発見したというより，発見する「能力」を有していた．この能力は，ふとした偶然（あるいは普通の人からみれば失敗かもしれない）をきっかけに，閃きを感じて，幸運をつかみ取ることができる能力「セレンディピティ」である』ということを書いた．ここで改めて，セレンディピティのことを話題にしてみる．

私はかつて，培養したブドウ球菌から毒素を分離・精製し，TSS-1という毒素を発見した．私にも幸運は降り注がれていたと思う．しかし，それを理論づけて説明するだけの知識がなかった．自分の実験成果が正しいと，確固として周囲を納得させられるだけの理論を構築する能力に欠けていた．セレンディピティをつかまえることは，並大抵の努力や研鑽ではおきえないのだと思っている．これから研究生活を送ろうと考えておられる若い読者に希望するのは，ものごとを正確に観察し判断する能力をもってもらいたいということである．そして，予想とは異なる結果が得られたときには，その現象を理解し，説明するために，既成の概念にとらわれることなく，自由な発想ですべての可能性を考える努力をしてもらいたい．

本書で紹介した新興・再興感染症においても，思わぬ偶然から病気の発見や，病原体の解明，治療法や予防法の開発がなされてきたという話題にも触れてきた．誰しも病気になることは怖いことである．まして，重症化や死に至る病気などには罹りたくない．しかし，ここ十数年をみても，これまでには知られていなかった感染症が十種類以上も発見されてきている．また，衛生環境や医療の進歩により，ほとんどみうけられなくなったと考えられていた感染症も，再び患者数の増加がみられることがわかった．加えて，バイオテロリズムによる感染症発生の危険性もある．これらの感染症が発生した時に気づくのは，専門的な知識をもつ医療従事者や行政にたよれば良いというものではない．個人個人が，正確なアンテナをもって日常を観察し，いち早く変化に気づくことが大切なのである．

Index（索引）

欧数字

あ

か

さ

Index (索引)

著者略歴

中島秀喜（なかしまひでき）

1953年　福岡県に生まれる
1988年　山口大学医学部博士課程修了
現　在　聖マリアンナ医科大学医学部
　　　　微生物学教室教授・医学博士
　　　　著訳書：
　　　　薬学生・薬剤師のための知っておきたい病気100（分担執筆），
　　　　東京化学同人(2002)
　　　　微生物学の歴史I,II（監訳），朝倉書店(2004)
　　　　わかりやすい人体の仕組み（分担執筆），日本医学館(2007)，
　　　　微生物学—基礎から臨床へのアプローチ（分担訳），メディカル・サイエンス・インターナショナル(2012)
　　　　ほか

感染症のはなし
新興・再興感染症と闘う

定価はカバーに表示

2012年6月30日　初版第1刷
2013年7月30日　　　第3刷

著　者　中　島　秀　喜
発行者　朝　倉　邦　造
発行所　株式会社　朝　倉　書　店
東京都新宿区新小川町6-29
郵便番号　162-8707
電　話　03(3260)0141
FAX　03(3260)0180
http://www.asakura.co.jp

〈検印省略〉

真興社・渡辺製本

ISBN 978-4-254-30110-6　C3047　Printed in Japan